Le syndrome de Prader-Willi

Cette brochure a vu le jour grâce au généreux soutien financier de:

l'Association Prader-Willi Suisse

la Fondation Croissance Puberté Adolescence

et la contribution globale de soutien de la société Pfizer Endocrine Care.

Urs Eiholzer

Le syndrome de Prader-Willi

Vivre avec les personnes concernées

68 illustrations, 57 en couleurs, 2008

KARGER

Basel • Freiburg • Paris • London • New York • Bangalore •
Bangkok • Singapore • Tokyo • Sydney

PD Dr. med. Urs Eiholzer
PEZZ – Pädiatrisch-Endokrinologisches Zentrum Zürich
Möhrlistrasse 69
CH-8006 Zurich
Suisse
www.pezz.ch

Rédaction: Dr. Eberhard Zangger
Traduction de l'allemand: Camille Rosselet

La Bibliothèque nationale allemande enregistre cette publication dans la bibliographie nationale allemande; des informations bibliographiques plus détaillées sont disponibles sur Internet à l'adresse suivante: http://dnb.ddb.de.

Informations concernant le dosage des médicaments
Les auteurs et la maison d'édition ont pris toutes les mesures nécessaires afin d'assurer que la sélection et les informations relatives au dosage des médicaments mentionnés dans ce texte soient conformes aux prescriptions actuelles et à la pratique. Toutefois, le lecteur doit être rendu attentif au fait que, en raison de l'état de la recherche, des modifications des législations gouvernementales et du flux ininterrompu de nouveaux résultats scientifiques sur l'effet des médicaments, ainsi que leurs effets secondaires, il est impératif de lire la notice d'emballage de chaque médicament afin de connaître d'éventuelles modifications concernant les indications et la dose prescrite. Il en va de même pour les mises en garde particulières et les mesures de précaution à respecter. Cette indication est notamment valable pour les nouvelles substances recommandées et celles qui ne sont utilisées qu'à titre exceptionnel.

www.karger.com
Printed in Switzerland on acid-free and non-aging paper (ISO 9706) by Reinhardt Druck, Basel
ISBN 978-3-8055-8359-6 (Français)
ISBN 978-3-8055-7845-5 (Deutsch)
ISBN 978-3-8055-7846-2 (English)
ISBN 978-3-8055-8158-5 (Italiano)
ISBN 978-3-8055-8159-2 (Español)

Table des matières

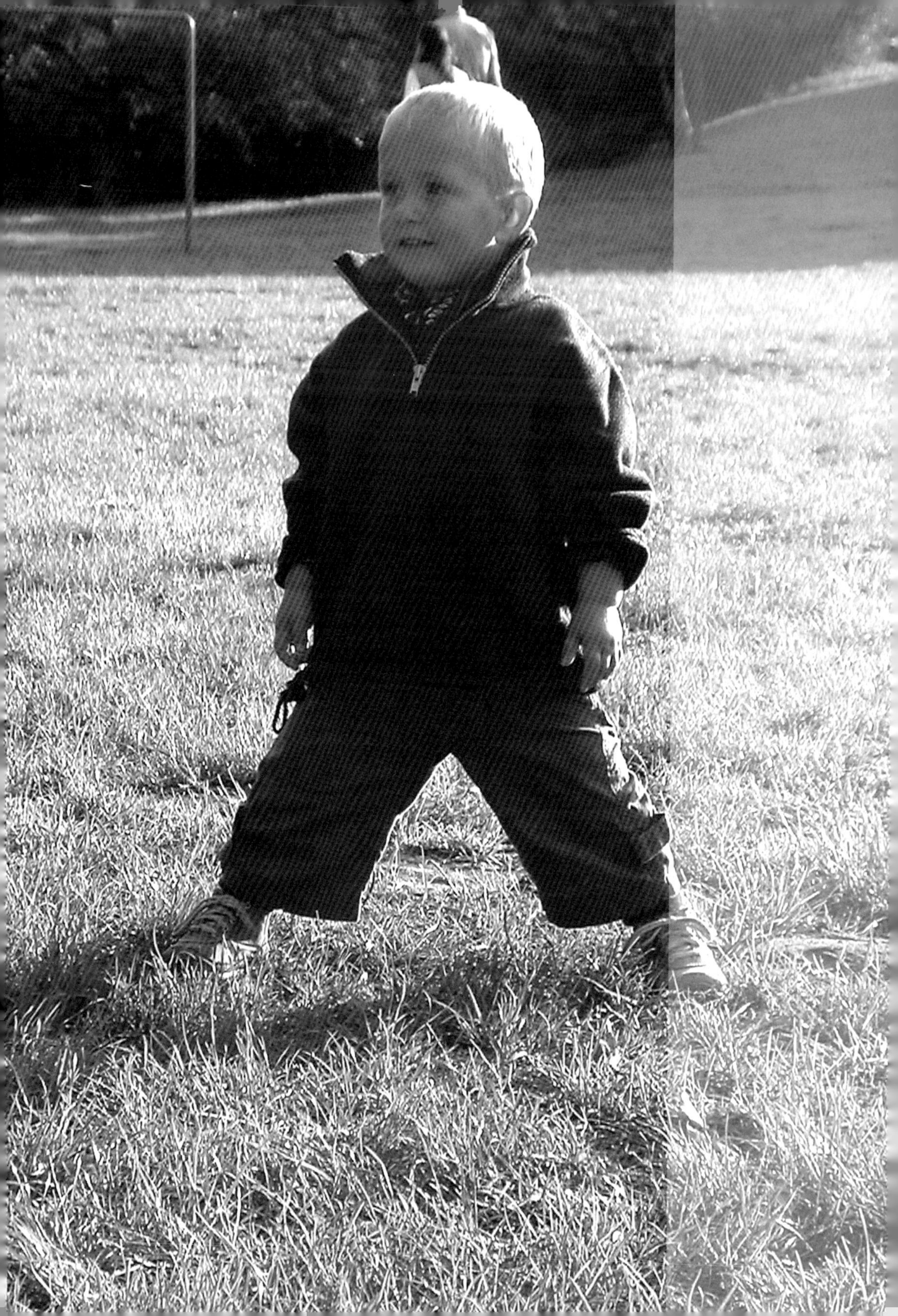

Rien ne sera plus pareil!

Notre enfant est né – et souffre d'un handicap

La frontière entre joie et peine n'est pas toujours bien définie. Personne n'est mieux placé pour savoir cela que les parents d'enfants handicapés. Au début, ils sont saisis par une peur grandissante lorsqu'ils ont l'impression que quelque chose n'est pas normal chez leur nouveau-né. Puis, c'est un sentiment de désespoir qui les prend lorsqu'il s'avère qu'il y a bien quelque chose d'anormal. Un diagnostic clair peut leur apporter du réconfort, car il leur permet d'identifier le problème et de lui donner un nom. Pourtant, lorsque les parents commencent à comprendre la signification du diagnostic, ils reprennent peur. Ils se mettent à se demander ce qu'il va advenir de leur futur, de leur couple et du développement de toute la famille. Enfin, vient l'incontournable question: «pourquoi nous?». Ce n'est qu'à partir de ce moment-là que la famille commence à envisager l'avenir et à aller de l'avant.

Avec le syndrome de Prader-Willi (en anglais, «Prader-Willi syndrome», PWS), joie et peine continuent à aller de pair, puisque les enfants atteints du PWS subiront un retard du développement tant biologique, que psychologique et social. Les bonnes périodes seront toujours aussi suivies par des périodes plus

«Il est très important de savoir ce qu'est le PWS et quels problèmes y sont reliés. Pourtant, lorsqu'on évoque cette maladie, on oublie trop souvent d'en mentionner les aspects «positifs». Qui parmi nos amis peut par exemple se permettre d'aller au restaurant avec son bébé sans problèmes et sans cris incessants, comme nous avec notre petit Pierre, toujours si calme? Il est essentiel de se rappeler les moments de joie que l'on peut passer avec son enfant!»

difficiles lors desquelles toutes les ressources de la famille seront souvent mobilisées.

Le but de cette brochure est de faciliter, ne serait-ce qu'un petit peu, la vie des parents, des proches, des médecins et des thérapeutes des enfants souffrant du PWS, en leur donnant un aperçu court et compréhensible de l'état actuel des connaissances autour de ce syndrome. L'Association Prader-Willi Suisse m'avait déjà demandé il y a quelques années de mettre sur pied un tel ouvrage et c'est ainsi qu'en 1998, une première édition basée essentiellement sur les expériences des parents de l'Association Prader-Willi Suisse, a vu le jour. Ces cinq dernières années toutefois, la recherche sur la régulation de l'appétit en général et le traitement pour les enfants atteints du PWS ont fait de tels progrès qu'il a été nécessaire de revoir complètement cette brochure et de la rendre accessible à plusieurs pays en la traduisant en différentes langues. Je me dois de souligner le fait que les dernières découvertes scientifiques sont également décrites dans deux livres complets, disponibles actuellement. Comme je n'aborde que dans les grandes lignes les différents thèmes du syndrome dans cette brochure, j'invite les lecteurs qui souhaitent obtenir de plus amples informations à se référer à ces livres. Malgré, ou plutôt justement à cause de, ces importants progrès réalisés dans la recherche du PWS, cette brochure devrait être considérée comme un chantier en construction permanente et non comme une œuvre achevée.

Cette brochure se divise en six parties. Elle commence par une introduction, suivie par un aperçu de l'histoire de la recherche sur ce syndrome, ses principales caractéristiques et les plus importantes méthodes de traitement. La troisième partie décrit les facteurs génétiques, explique comment l'anomalie génétique se transforme en symptômes et examine le processus du diagnostic; les quatrième et cinquième parties contiennent des descriptions détaillées des symptômes et des stratégies de traitement. Enfin, la brochure se termine par une brève conclusion. Pour illustrer le quotidien des parents d'enfants souffrant du PWS, nous avons inséré des citations provenant de discussions qui ont eu lieu au cours de mes consultations.

Je souhaite remercier la société Pfizer et l'Association Prader-Willi Suisse pour leurs précieuses suggestions et leur soutien financier, sans lesquels ce livre n'aurait pu voir le jour. Je tiens également à remercier le Fonds National Suisse et l'Académie Suisse des Sciences Médicales, ainsi que les sociétés Pfizer, NovoNordisk et Serono pour avoir soutenu pendant si longtemps les activités de recherche de notre institut. J'aimerais remercier spécialement la Fondation Croissance Puberté Adolescence et son conseil d'administration pour leur soutien, ainsi que mes confrères, en particulier le Dr. Dagmar l'Allemand, Michael Schlumpf et Claudia Weinmann, pour leur engagement et leur générosité.

Enfin, mes plus grands remerciements s'adressent aux enfants, aux adolescents et aux adultes souffrant du PWS et à leur famille, que j'ai eu la chance de connaître et de soigner. Vous enrichissez ma vie et je vous remercie de me permettre d'apprendre autant.

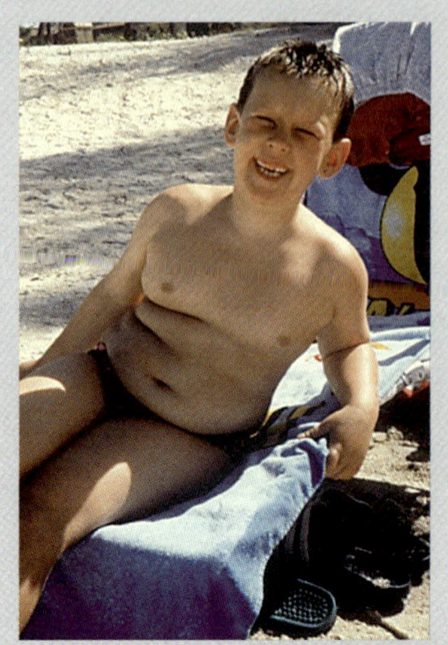
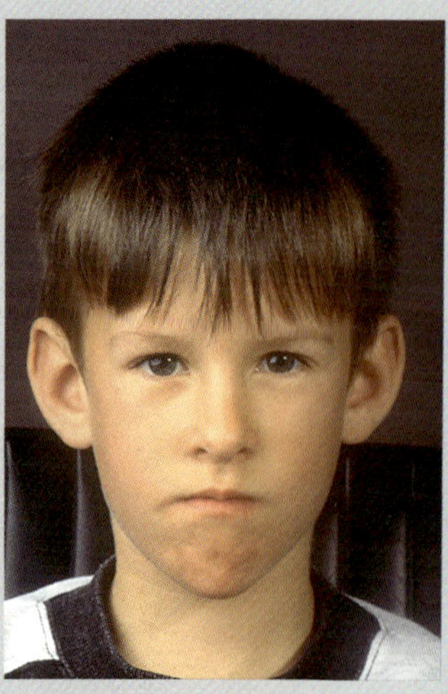
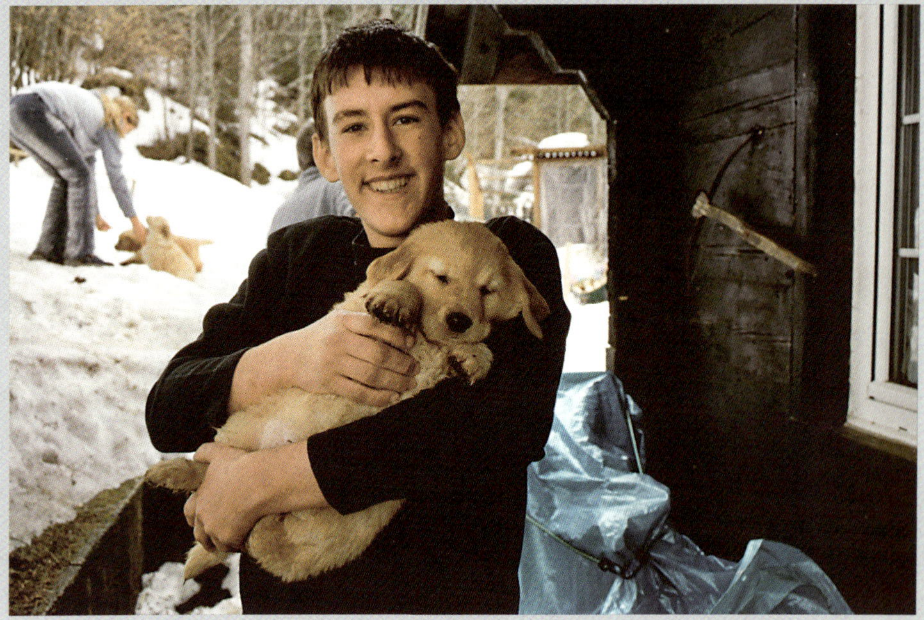

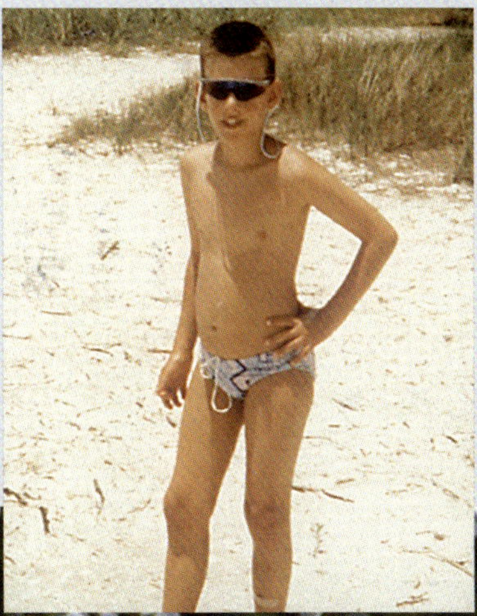

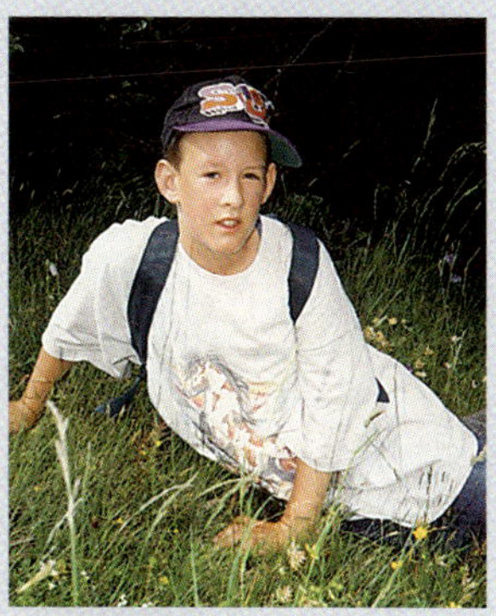

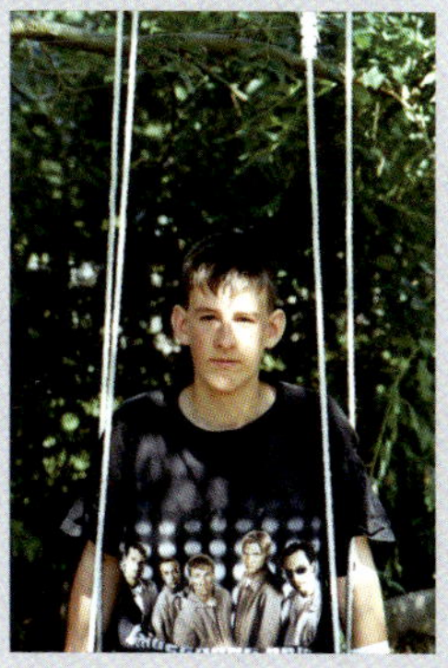

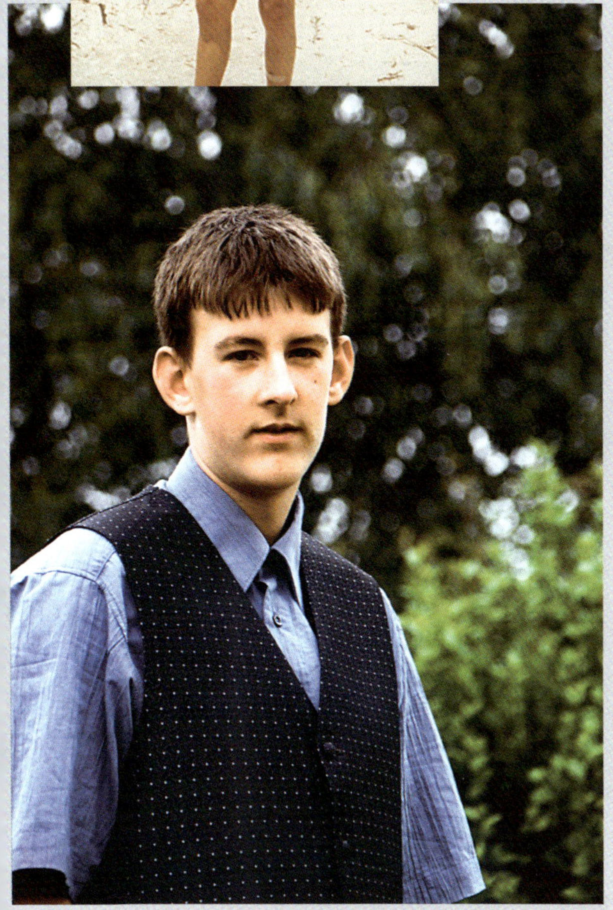

Marco

A presque sept ans, Marco a commencé à perdre du poids grâce à une prise en charge intensive, un contrôle conséquent de la nourriture et un traitement à l'hormone de croissance. L'enfant atteint du PWS est devenu un garçon tout à fait normal. Marco pratique autant d'activités sportives qu'il le peut et de toutes les manières possibles et imaginables. Ayant atteint la puberté, il connaît, comme tous les garçons de son âge, des moments de joie mais aussi de réflexion.

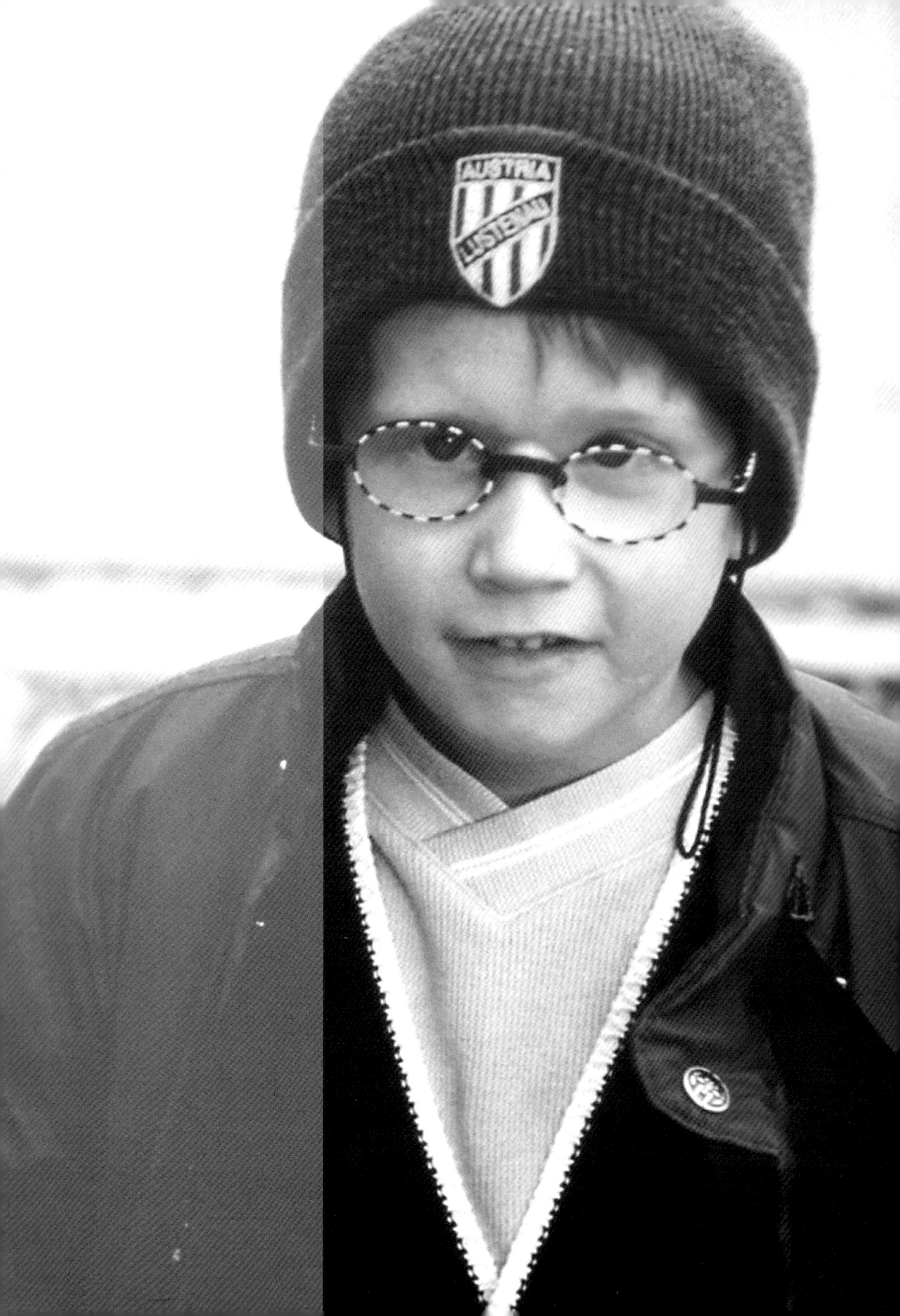
AUSTRIA
LUSTENAU

Un aperçu du syndrome de Prader-Willi

Histoire de la recherche

Dans les années 50, le Professeur Andrea Prader, alors médecin en chef de l'Hôpital pédiatrique de Zurich, s'est rendu compte qu'il avait examiné à plusieurs reprises des enfants présentant des symptômes similaires: ces enfants souffraient d'un surpoids, étaient de petite taille, avaient souvent de petits pieds et de petites mains, un retard intellectuel et des organes génitaux inhabituellement petits. En collaboration avec les Professeurs Heinrich Willi et Alexis Labhart, le Professeur Prader se mit à étudier ces symptômes. En 1956, les trois médecins furent les premiers à décrire dans une publication scientifique le syndrome de «Prader-Labhart-Willi», connu le plus souvent aujourd'hui sous le nom de «Syndrome de Prader-Willi» ou en anglais, «Prader-Willi Syndrome» (PWS).

Mais qu'entend-on par «syndrome»? En quoi est-ce différent d'une «maladie»? Alors qu'une maladie a une cause bien définie et médicalement constatable, qui peut ensuite entraîner différents symptômes, le syndrome présente des symptômes qui touchent souvent plusieurs systèmes d'organes et qui ne proviennent pas de façon claire d'une seule et unique cause.

Jusqu'en 1981, on ignorait tout des causes du PWS. On diagnostiqua ce syndrome uniquement en raison de ses caractéristiques extérieures: petite taille, surpoids et autres symptômes

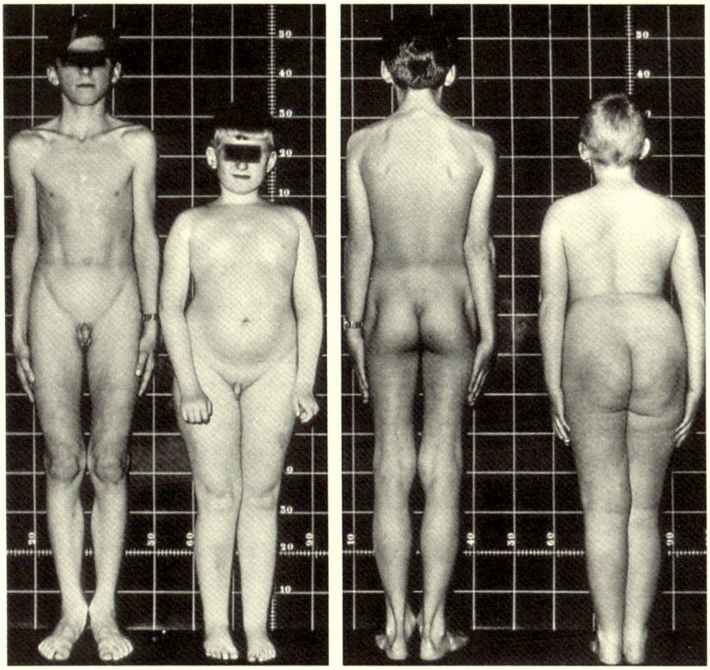

13 ½

[Fig. 1] Le professeur Prader a photographié ces jumeaux de 13 ans. Le garçon sur la page de droite présente les symptômes classiques du PWS: petite taille, surpoids (notamment au niveau du tronc entre les épaules et les cuisses), des organes génitaux peu développés et une scoliose.

analogues.[fig. 1] Pourtant, à l'époque déjà, des médecins avaient constaté que certains cas correspondaient tout à fait à la description de Prader, Willi et Labhart, alors que pour d'autres, le diagnostic n'était pas si évident.

Encore aujourd'hui, nous ne parvenons pas à expliquer pourquoi la gravité des symptômes des enfants atteints du PWS varie autant. Le quotidien avec un enfant souffrant du PWS peut donc se résumer de la façon suivante: chaque enfant est différent – chaque enfant nécessite des aides différentes et un soutien individuel. C'est pourquoi l'assistance et l'avis de spécialistes, c'est-à-dire des médecins de différents domaines, des logopédistes, des nutritionnistes, des physiothérapeutes et des médecins orthopédistes, sont très importants. De même, les conseils et les expériences que partagent les autres parents d'enfants atteints du PWS lors des réunions parentales par exemple, sont d'une grande aide.

Principales caractéristiques

Dans cette partie, nous allons résumer les principales caractéristiques du syndrome. De nos jours, la plupart d'entre elles peuvent être traitées au moyen de traitements spécifiques.

Faiblesse musculaire (hypotonie)

La faiblesse musculaire est l'un des premiers symptômes du PWS à se manifester. Déjà dans le ventre de la mère, les fœtus atteints du PWS bougent moins que ceux en bonne santé et après la naissance, les nouveaux-nés restent pratiquement immobiles. [fig. 2] Ils bougent à peine, leurs bras et leurs jambes sem-

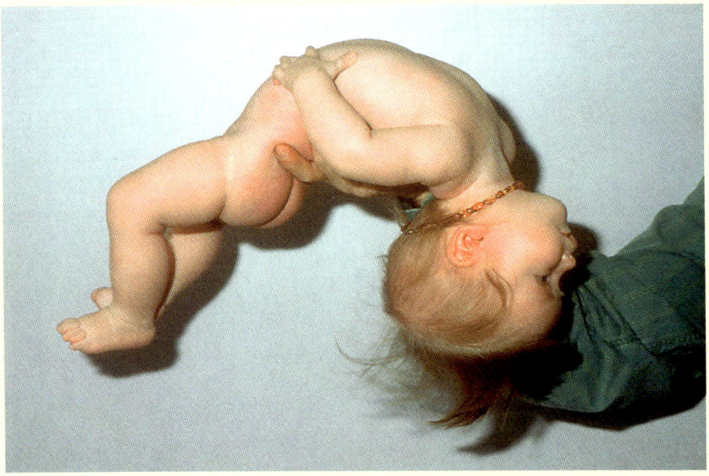

[Fig. 2] Un bébé de six mois atteint du PWS. Une hypotonie très prononcée est typique pour cette tranche d'âge. Dans cette position, des enfants en bonne santé garderaient normalement leur dos droit, leur tête et leurs jambes vers le haut.

blent faibles. Très calmes, ces bébés réagissent peu à ce qui les entoure et dorment beaucoup. Comme leur hypotonie a un effet sur leur capacité à téter et à avaler, les bébés atteints du PWS ne parviennent pas à ingérer suffisamment de nourriture et ont donc un poids inférieur à la moyenne. Avec le temps, ces enfants deviendront plus forts et plus alertes, mais ils conserveront une faiblesse musculaire plus ou moins prononcée.

«Pierre ne faisait que de petits progrès. Lorsqu'il a eu environ six semaines, nous pouvions le nourrir au biberon. Cependant, nous devions constamment le réveiller avant de lui donner à manger, car il ne manifestait jamais sa faim. Il fallait parfois compter une heure pour le nourrir, c'était un véritable parcours du combattant! A six mois, il a commencé à manger du solide et, à un an, il pouvait manger tout seul avec une cuillère. Il lui a fallu six bons mois de plus que les autres enfants pour apprendre à s'asseoir et à marcher.»

Faim insatiable

Après cette période de difficultés alimentaires et de prise de poids insuffisante, le comportement des enfants souffrant du PWS âgés de deux à quatre ans change considérablement. Ils ressentiront de plus en plus un besoin de manger. [fig. 3] Plus tard, ils développeront une faim insatiable, qui persistera plus ou moins toute leur vie. La surveillance et la limitation permanentes de la nourriture sont les tâches les plus difficiles, mais aussi les plus importantes pour les parents et les autres personnes s'occupant d'enfants et d'adultes atteints du PWS. Si les limites ne sont pas clairement définies, ce besoin de nourriture entraînera une prise de poids excessive et, dans certains cas, une obésité très sévère. En outre, comme les enfants souffrant du PWS sont moins actifs et moins mobiles que les autres enfants, ils brûlent aussi moins de calories.

Petite taille

Une autre caractéristique importante du PWS est la petite taille. Le ralentissement de la croissance, déjà visible à l'enfance, a des répercussions à l'âge adulte: les patients atteints du PWS restent petits. En moyenne, les femmes atteignent une taille de 146 cm, et les hommes de 152 cm.

Hypogonadisme

Les enfants souffrant du PWS présentent souvent dès la naissance des organes génitaux inhabituellement petits. A la puberté, leur corps se développe la plupart du temps au ralenti et de façon incomplète. La majorité des jeunes hommes ayant le PWS ne muent pas et la plupart des jeunes femmes n'ont pas de cycle menstruel. Leur intérêt pour la sexualité et leurs instincts sexuels

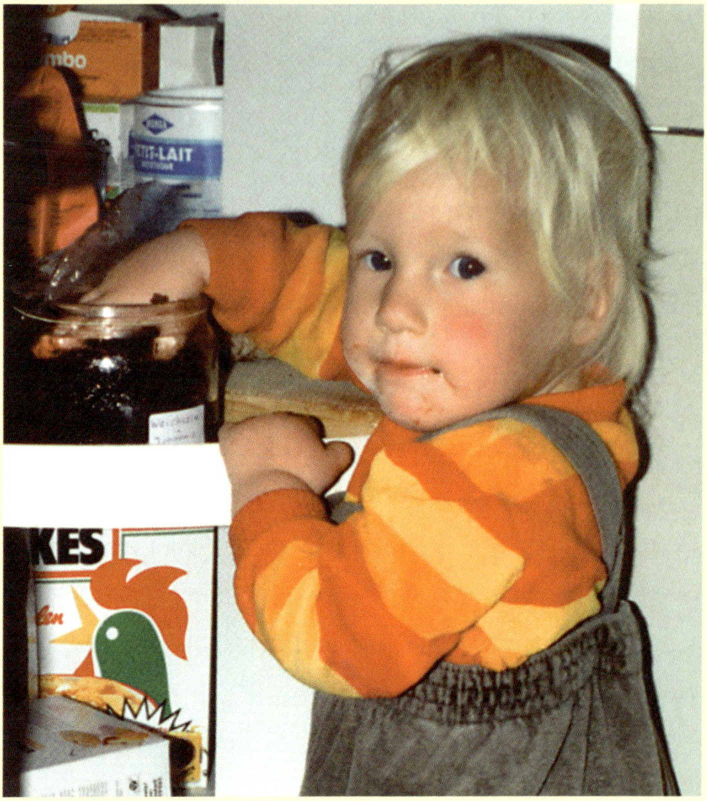

[Fig. 3] Le changement de comportement alimentaire commence la plupart du temps entre l'âge de deux et de quatre ans. Ce changement ne survient jamais d'un jour à l'autre, mais toujours progressivement. Lorsque les enfants sont libres de manger ce qu'ils veulent, ils choisissent toujours des sucreries et d'autres aliments riches en calories.

sont souvent quasi inexistants. En raison de ce retard du développement, les personnes atteintes du PWS sont, dans la plupart des cas, stériles.

Retard intellectuel

Le développement psychomoteur et intellectuel des enfants présentant un PWS est en général également retardé dès l'âge de la petite enfance. La parole et les capacités motrices de base (s'asseoir, marcher) en sont le plus affectées. Alors que certains enfants pourront suivre une scolarité normale, d'autres souffrent d'un retard considérable sur les enfants de leur âge. Dans ce cas, ils se sentent mieux dans des classes d'école plus petites destinées à des enfants nécessitant une assistance particulière.

Troubles du comportement

Alors que la plupart des enfants atteints du PWS sont obéissants et disciplinés à l'âge de la petite enfance, ils peuvent parfois devenir très difficiles et piquer des crises de colère incontrôlables lorsqu'ils sont en âge d'aller à l'école. Ils deviennent particulièrement mécontents lorsque des changements inattendus surviennent dans leur routine quotidienne. En effet, ils aiment savoir avec précision et en avance ce qui les attend. Les accès de colère survenant avant la puberté se font heureusement plus rares avec le temps. Toutefois, quelques adolescents présentant un PWS

«A l'âge où les enfants commencent à faire la tête, Mélanie a commencé ses premières crises. Ses accès de colère étaient souvent provoqués par des changements inattendus dans sa routine quotidienne, par exemple lorsque Mélanie devait m'accompagner pour rendre visite à quelqu'un à la dernière minute. Souvent, il n'y a pas de raison claire permettant d'expliquer les cris et les claquements de portes de Mélanie. Il est impossible de la calmer, même avec de patientes explications. Crier en retour ne sert à rien non plus. C'est pourquoi, la plupart du temps, je l'envoie dans sa chambre où elle se calme assez rapidement.»

traversent des phases de dépression, surtout parce qu'ils se rendent de plus en plus compte de leurs différences par rapport aux autres.

Il est difficile mais très important pour les parents d'enfants atteints du PWS de se dire que, même avec la meilleure volonté du monde, ils ne pourront pas guérir leur enfant. Les capacités d'un enfant souffrant du PWS sont déjà déterminées à la naissance. Il est crucial que les parents gardent ce fait en tête, d'une part pour qu'ils n'exigent pas trop de leur enfant et, d'autre part, qu'ils puissent se décharger de tout sentiment de culpabilité: même en suivant constamment un traitement et en recevant d'excellents soins, il est impossible d'aller au-delà des limites imposées par le PWS. Bien qu'ils en aient conscience, les parents et les proches des patients ne doivent cependant pas se décourager. Leur engagement, combiné avec le soutien de différents spécialistes, est vital au bien-être physique et mental des personnes atteintes du PWS et vaut la peine dans tous les cas, même lorsque le syndrome n'est pas diagnostiqué immédiatement.

Principaux aspects de traitement

La plus grande difficulté du PWS réside dans la grande complexité de ses symptômes. Il faut d'abord que quelqu'un, par exemple les médecins à la maternité ou plus tard le pédiatre traitant, prenne en considération ce diagnostic et le fasse confirmer. La plupart du temps, le cas est alors soumis à un généticien qui expliquera en détail aux parents les conséquences d'un tel diagnostic. Par la suite, les parents devront contacter un médecin connaissant très bien ce syndrome, qui pourra leur expliquer à nouveau la diversité des symptômes et créer avec eux une relation de confiance. Le docteur en question devrait également être capable d'anticiper les problèmes spécifiques liés au PWS et recourir aux différents spécialistes au bon moment afin de solliciter leur aide. N'importe lequel parmi ces spécialistes pourra alors jouer le rôle du coordinateur. Par contre, il est essentiel pour la qualité de vie de l'enfant concerné et de ses parents, que le médecin qui endosse cette fonction clé soit un interlocuteur compétent.

Limitation de l'apport calorifique

Le contrôle et la limitation de l'absorption de calories furent les premières mesures thérapeutiques à être prises et sont, aujourd'hui encore, les plus efficaces pour gérer le poids des patients atteints du PWS. La clé de ce traitement consiste à faire en sorte que les patients ingèrent la bonne quantité de nourriture. Les parents et les éducateurs doivent constamment garder tous les aliments sous contrôle; ils doivent donc surveiller ce que

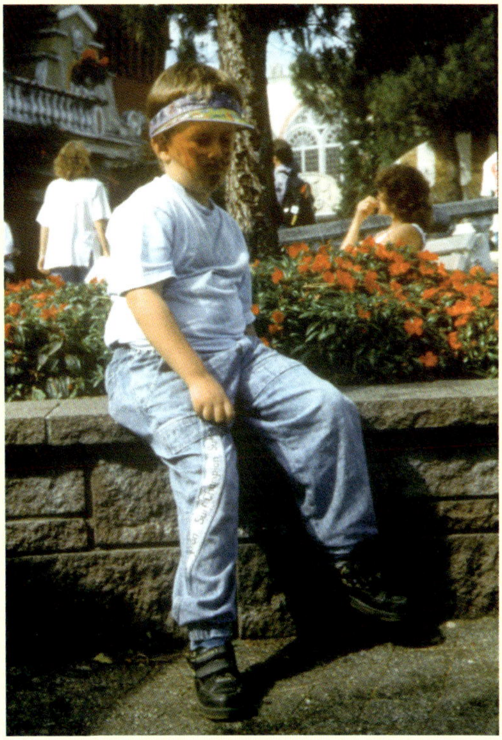

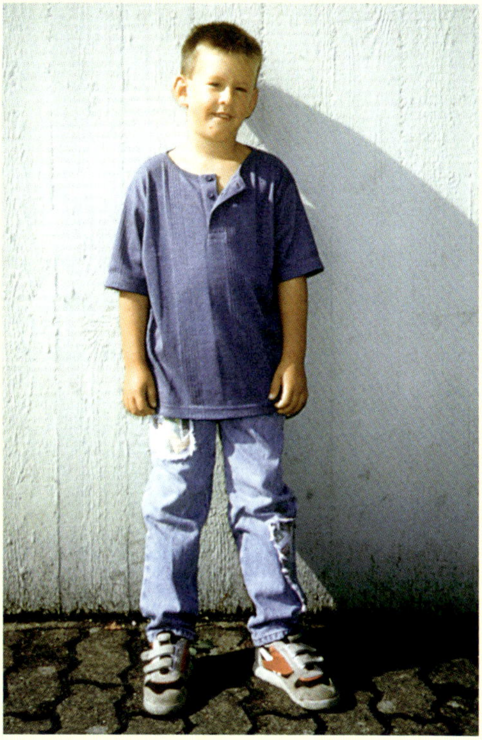

[Fig. 4 a/b] L'un des premiers garçons atteints du PWS à avoir été traité à l'hormone de croissance. Avant et un an sous traitement.

mange le patient et mettre tous les aliments sous clé. Toutefois, une telle surveil-lance permet seulement de limiter la prise de poids, ou l'obésité, mais ne peut la prévenir.

Traitement à l'hormone de croissance

C'est un fait connu depuis la première description du syndrome que les enfants et les adultes souffrant du PWS sont plus petits que la moyenne. A la fin des années 1980, il a en outre été découvert que la masse musculaire des enfants atteints du PWS était inférieure à celle d'enfants en bonne santé, mais souffrant également d'une surcharge pondérale. Comme la petite taille, le surpoids et la masse musculaire réduite sont les symptômes typiques d'un manque d'hormone de croissance, on commença dans les années 1990 à traiter les enfants présentant un PWS avec cette hormone. Il a été démontré dans de nombreuses études que la croissance, la composition corporelle et les capacités physiques peuvent être améliorées dans le cadre d'un traitement à l'hormone de croissance. [fig. 4 a/b]

Entraînement physique quotidien

L'inactivité et le manque de plaisir à faire de l'exercice physique sont d'autres symptômes du PWS. Un traitement à l'hormone de croissance peut normaliser la croissance et améliorer la composition corporelle, mais même si ce traitement est suivi pendant

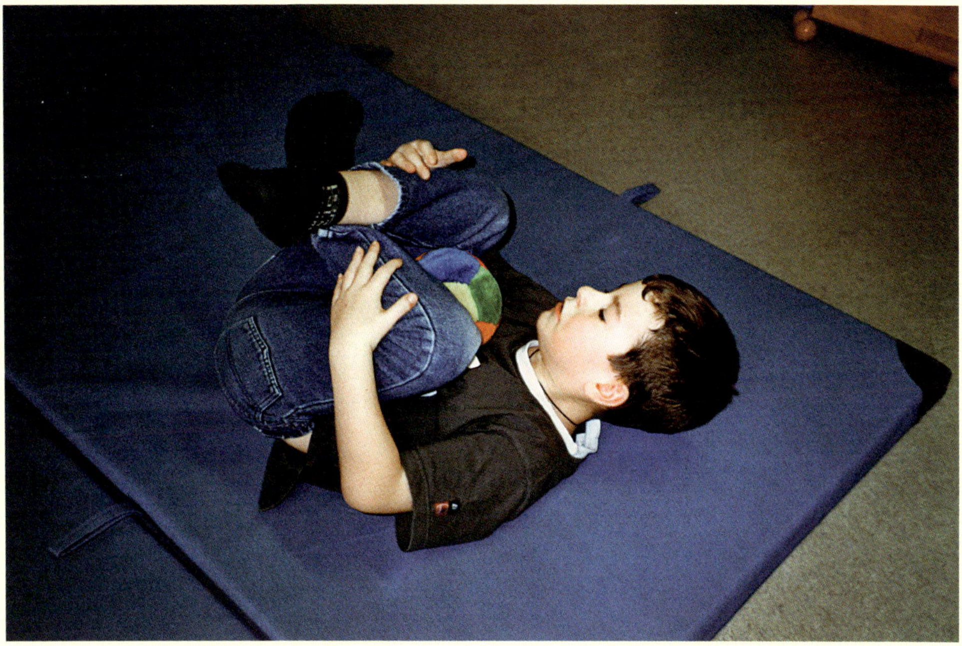

[Fig. 5] Un enfant de six ans lors de son entraînement physique quotidien. Il augmente ainsi sa masse musculaire ainsi que sa consommation d'énergie.

longtemps et que le poids du patient est normal, la masse musculaire reste considérablement inférieure à la moyenne et la masse adipeuse élevée. Pour augmenter la masse musculaire et la consommation d'énergie, il est important que les enfants et les adultes concernés suivent un programme d'entraînement quotidien et structuré, adapté à leurs capacités et à leurs envies. Les parents, les personnes concernées et les patients doivent se rendre compte de l'importance de l'exercice physique.[fig. 5]

Traitement aux hormones sexuelles

L'arrêt du développement de la puberté – on pense par exemple aux jeunes hommes qui ne muent pas – est très pénible pour les personnes souffrant du PWS. La cause de cet arrêt, l'hypogonadisme (hypofonctionnement des testicules ou des ovaires), est une caractéristique centrale du PWS et n'affecte pas seulement le développement de la puberté et de la maturité psychologique, mais aussi la croissance et la composition corporelle. Bien qu'il y ait de nombreuses publications au sujet de l'hypogonadisme comme symptôme du PWS, le traitement hormonal substitutif est aujourd'hui encore un sujet de controverse. En effet, quelques personnes croient toujours que l'administration de testostérone, l'hormone sexuelle normale mâle, à de jeunes hommes pourrait les rendre plus agressifs. Pourtant, il n'a toujours pas été démontré scientifiquement que la puberté et le traitement aux hormones sexuelles aient une influence négative sur le comportement des patients atteints du PWS. Nous avons eu de très bonnes expériences avec la substitution en hormones sexuelles, lorsque ce traitement a commencé au bon moment du point vue du développement.

Prise en charge précoce, physiothérapie, logopédie

Selon les besoins spécifiques de l'enfant et les types de traitements disponibles localement, les soutiens sont proposés dès la petite enfance. En raison de l'hypotonie et de la masse musculaire insuffisante, la physiothérapie devrait avoir comme premier objectif le renforcement de la musculature. Une prise en charge précoce permet de favoriser les progrès de l'enfant. En cas de retard ou de troubles du développement de la parole, la mesure la plus importante à prendre consiste à recourir à un logopédiste dès que l'enfant a trois ans.

Soutien psychologique

Les familles dont des enfants souffrent du PWS sont souvent soumises à une charge psychosociale plus lourde que les autres. En outre, il a été démontré que l'éducation d'enfants atteints du PWS peut avoir une forte influence sur le développement de leur poids. Une aide psychologique pour les parents ou les familles vise donc d'une part à les soutenir et à les aider à utiliser leurs ressources et, d'autre part à éduquer leurs enfants avec davantage de clarté et de constance. Toutefois, l'expérience démontre aussi qu'il est parfois difficile pour les familles de se rendre compte que leurs propres ressources ne suffisent plus et qu'elles ont besoin d'une aide extérieure.

Pascal

Comme la plupart des enfants atteints du PWS, Pascal a dû, alors qu'il n'était qu'un bébé, être nourri pendant quelques temps à l'aide d'une sonde gastrique car il avait des difficultés à téter en raison de sa faiblesse musculaire. A deux ans, Pascal a commencé à prendre du poids, même si ses parents avaient tout mis en œuvre pour limiter sa consommation de nourriture. A trois ans, il a commencé un traitement à l'hormone de croissance. Pascal est un garçon heureux, même s'il doit manger beaucoup de légumes et de salade au lieu de frites. Pratiquer une activité sportive régulière est important pour le développement d'une bonne masse musculaire.

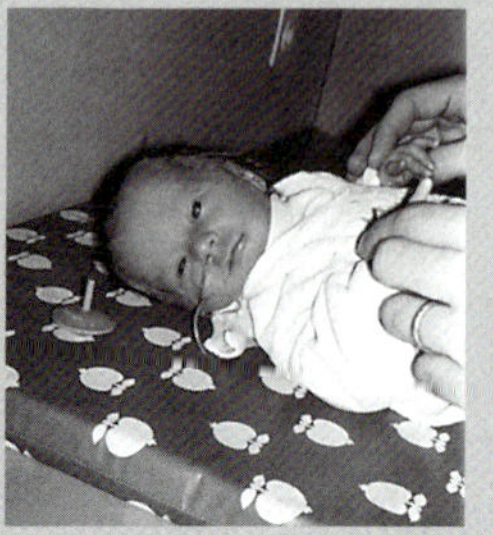

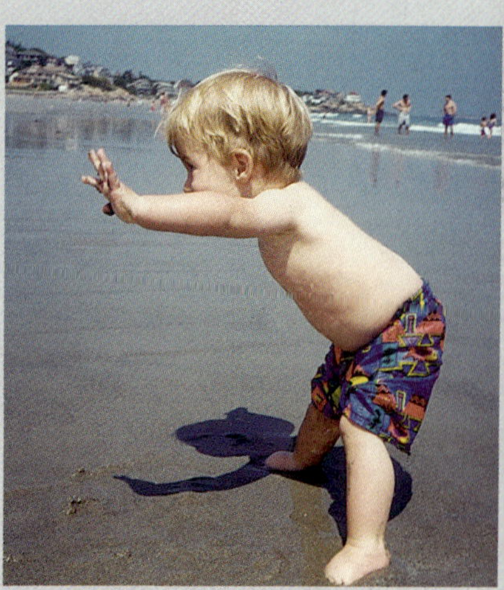

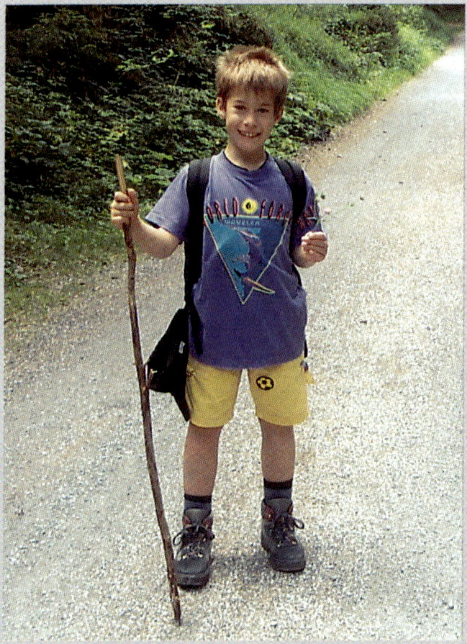

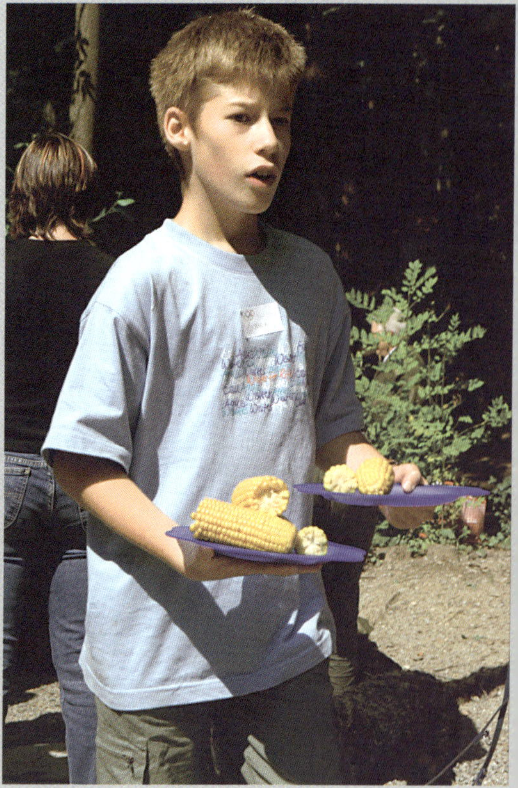

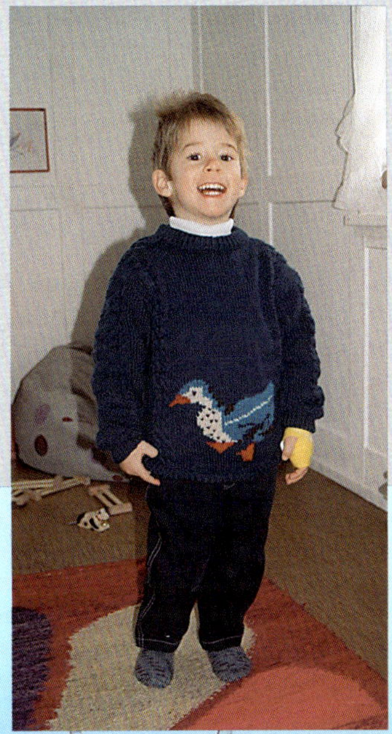

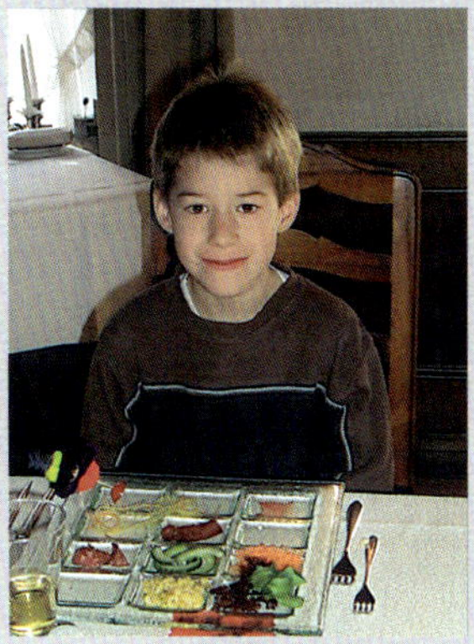

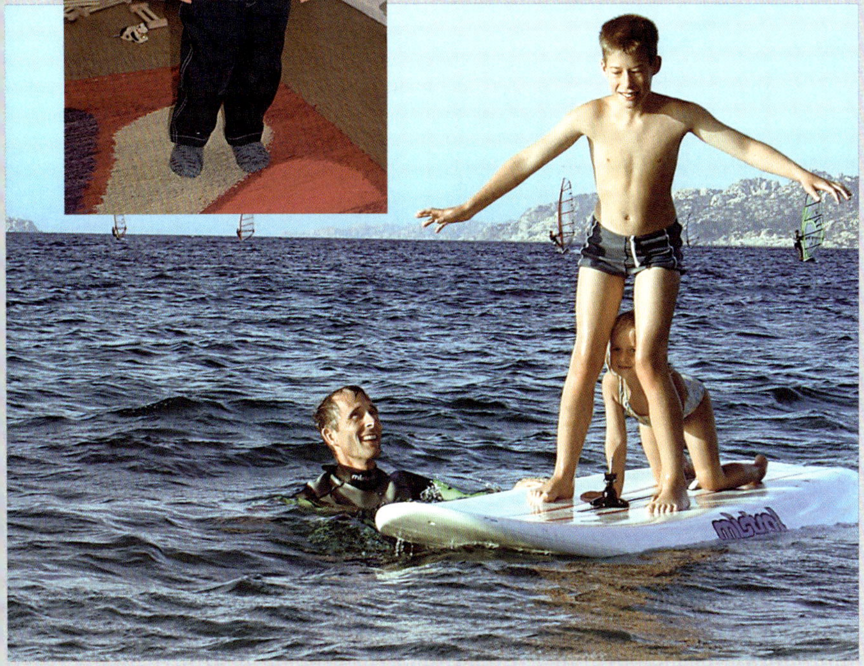

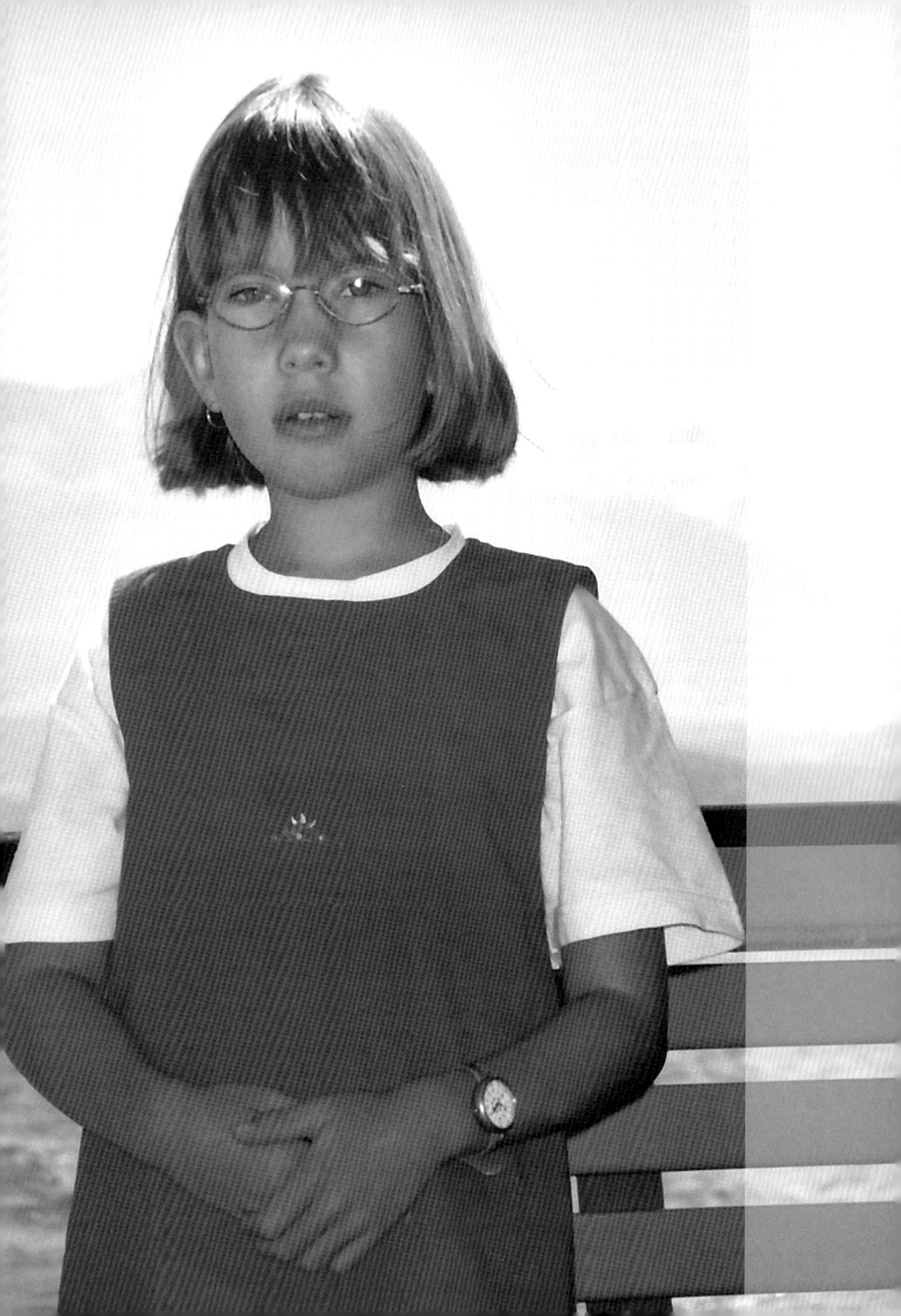

Facteurs génétiques et diagnostic

Le PWS résulte d'un défaut lié aux chromosomes, responsables de déterminer notre patrimoine génétique. Ce sont eux en effet qui détiennent les informations transmises à toutes les fonctions et prédispositions du corps humain. Un chromosome est composé de deux filaments de protéines (filaments ADN), un bras court (appelé «p») et un bras long (appelé «q») qui se rejoignent.

Chaque cellule humaine contient une série complète de chromosomes, qui sera transmise lors de chaque division ou multiplication cellulaire. Chaque cellule comprend 46 chromosomes, dont deux – les chromosomes sexuels – qui déterminent le sexe de chaque personne. Les 44 autres peuvent être classés en 22 paires: chaque paire de chromosomes est responsable de la même caractéristique génétique, avec un chromosome provenant de la mère et l'autre du père. Pour les identifier, les 22 paires de chromosomes sont numérotées de 1 à 22, selon leur taille.

La cause intrinsèque du PWS, l'anomalie génétique, est maintenant connue. Le PWS résulte toujours du fait que, à un endroit particulier du chromosome 15, l'information du père manque. Cela peut se produire de différentes façons:

1. Chez 60 à 70% des personnes atteintes du PWS, on peut remarquer un espace dans le long bras du chromosome 15 paternel (la perte d'un petit fragment du chromosome est appelée «délétion»); cela signifie qu'il manque l'information génétique à cet endroit. Si la délétion se produit sur le chromosome 15 maternel, cela cause une toute autre maladie, appelée le syndrome d'Angelman, qui n'a rien à voir avec le PWS.

2. Chez les enfants atteints du PWS qui ne présentent aucune délétion du chromosome 15, la plupart ont reçu deux chromosomes 15 maternels au lieu d'en avoir un paternel et un maternel. Ce phénomène de double chromosome provenant d'un seul parent est appelé «disomie uniparentale». Il peut se produire de deux façons: si, lors de la division cellulaire qui suit la fusion de l'ovule de la mère avec le spermatozoïde du père, les deux chromosomes d'un des parents ne se séparent pas, ou si, lors du processus de reconstitution, il se produit un «faux mélange». Dans le cas du PWS, ce sont les deux chromosomes maternels qui sont transmis à l'enfant; leur structure est normale, l'erreur se situe au niveau de la répartition inéquitable.

3. Quelques enfants souffrant du PWS ne présentent ni délétion, ni disomie uniparentale, mais ce qu'on appelle une «anomalie d'empreinte». Chez ces enfants, le défaut se situe au niveau du «centre de l'empreinte», là où l'information est transmise, qu'il s'agisse d'un chromosome maternel ou paternel.

Toutes ces anomalies liées aux chromosomes se produisent au début de la grossesse. De tels «accidents» sont normaux en eux-mêmes; les personnes en bonne santé ont également de nombreux «trous» dans leurs chromosomes, mais à des endroits moins importants.

On peut donc affirmer aujourd'hui que la majorité des cas de PWS résultent du manque d'information paternelle sur le long bras du chromosome 15, soit parce que le chromosome 15 paternel présente un défaut à cet endroit (délétion), soit parce que ce chromosome est inexistant (disomie uniparentale), soit parce qu'il manque l'information indiquant qu'il s'agit d'un chromosome d'origine paternelle. Cependant, ces anomalies génétiques ne permettent pas d'expliquer tous les cas de PWS. En effet, aujourd'hui encore, il y en a certains dont la cause n'a pas pu être déterminée.

Malgré ces découvertes, le lien entre le défaut génétique et les symptômes n'a pas encore été clairement démontré. La recherche émet toutefois la possibilité que les symptômes du syndrome soient liés à une perturbation au niveau de l'hypothalamus[cf. fig. 15], qui régule des fonctions vitales, comme la respiration, la température du corps, le rythme de sommeil, l'appétit, l'activité, l'humeur et le système endocrinien. L'hypothalamus, en tant que station de relais, joue également un rôle important dans le développement de la parole et de nombreuses autres fonctions. Il contrôle notamment l'hypophyse, qui est quant à elle une sorte de «cheffe des glandes» par rapport aux autres glandes présentes dans le corps humain, dont la tâche est de réguler la croissance et le développement de la puberté.

Le PWS est diagnostiqué à l'aide d'un test ADN sur la base d'un échantillon de sang à un institut de génétique. Ce test, appelé test de méthylation, est très spécifique et n'est pas coûteux. En cas de résultat positif, il est possible, à l'aide d'autres tests plus compliqués, d'identifier l'anomalie génétique exacte.

Si l'on suspecte le PWS, c'est-à-dire si le bébé présente une hypotonie sévère et a des difficultés à se nourrir, il est conseillé de faire, dans la mesure du possible, le test de méthylation durant les premières semaines de vie. Cinquante pourcent des nourrissons souffrant de faiblesse musculaire sont en fait atteints du syndrome. Si le diagnostic n'a pas été établi à la petite enfance, il faudrait le faire plus tard pour les personnes présentant des signes d'obésité, un retard du développement sexuel et intellectuel, ainsi que de la croissance, et d'autres symptômes du PWS. Des analyses anténatales ne sont en principe pas effectuées car presque tous les patients atteints du PWS sont des cas uniques qui n'ont souvent aucun antécédent familial. Par contre, afin d'éliminer tout doute possible, les membres d'une famille comptant des cas de PWS peuvent faire ce test durant la grossesse.

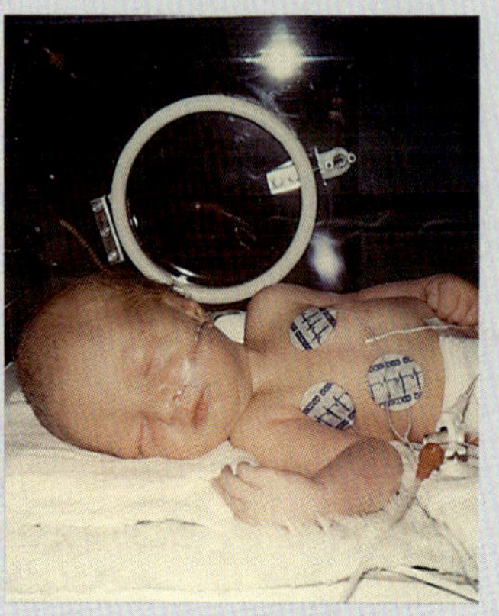

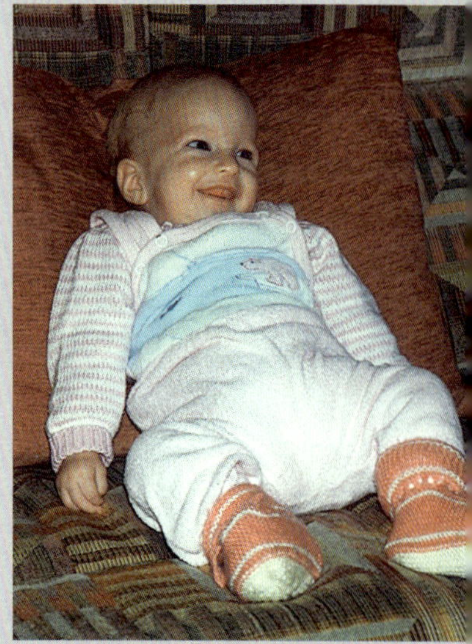

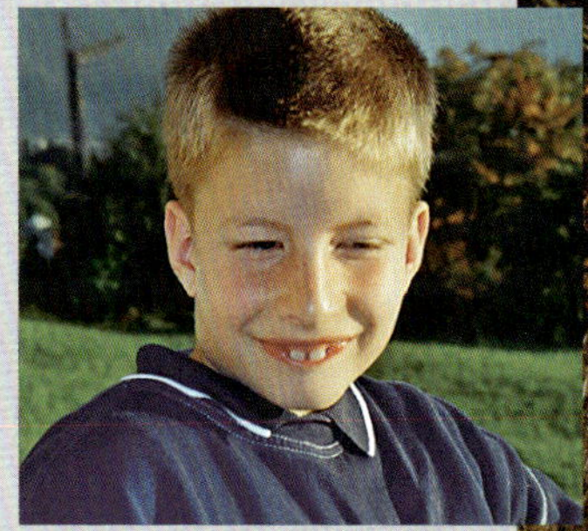

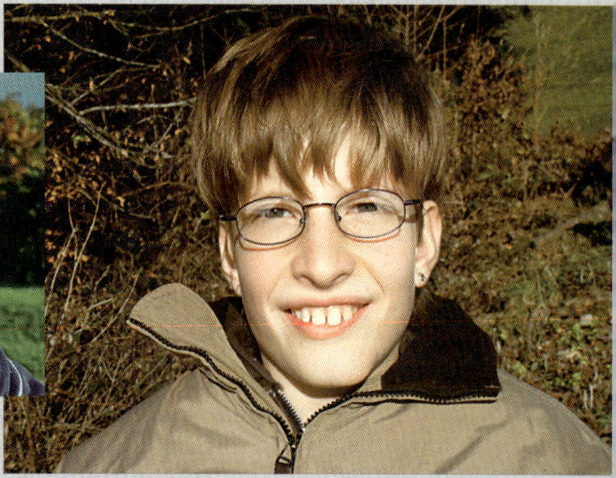

Manuel

Manuel a lui aussi été nourri à l'aide d'une sonde gastrique durant les premières semaines de sa vie. Il était vraisemblablement l'un des premiers enfants du monde à être traité déjà à l'âge de deux ans à l'hormone de croissance. Des activités sportives fréquentes et un contrôle conséquent de la nourriture lui ont assuré un excellent développement physique. Manuel fait ses devoirs de façon très appliquée, avec joie et dévouement. Il est presque un enfant comme les autres.

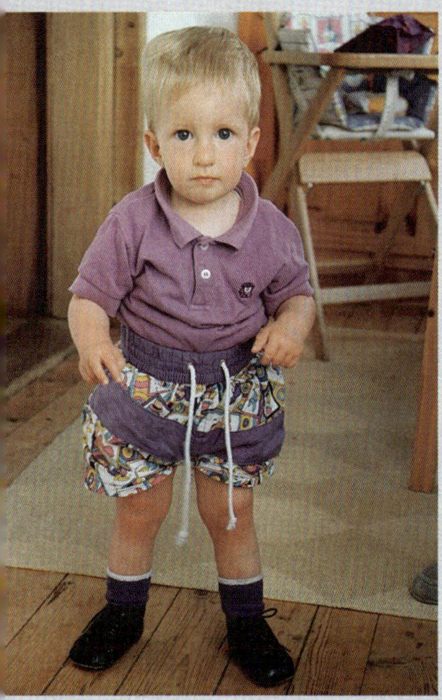
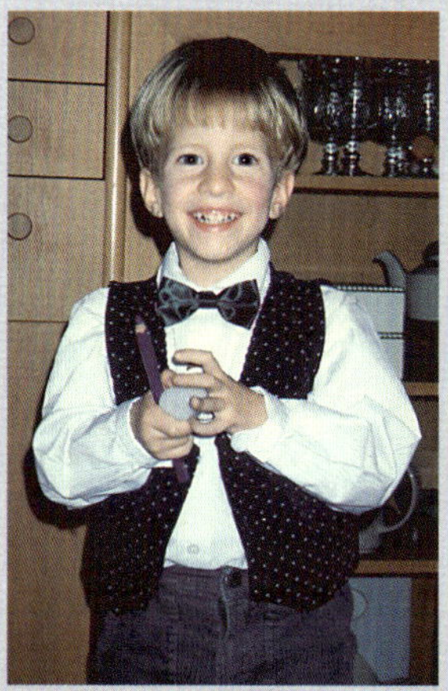
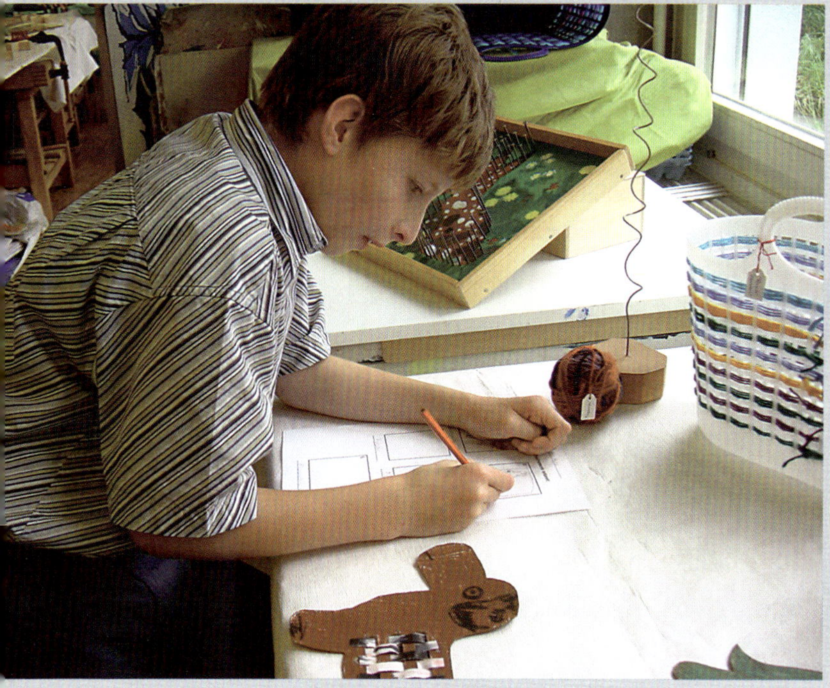

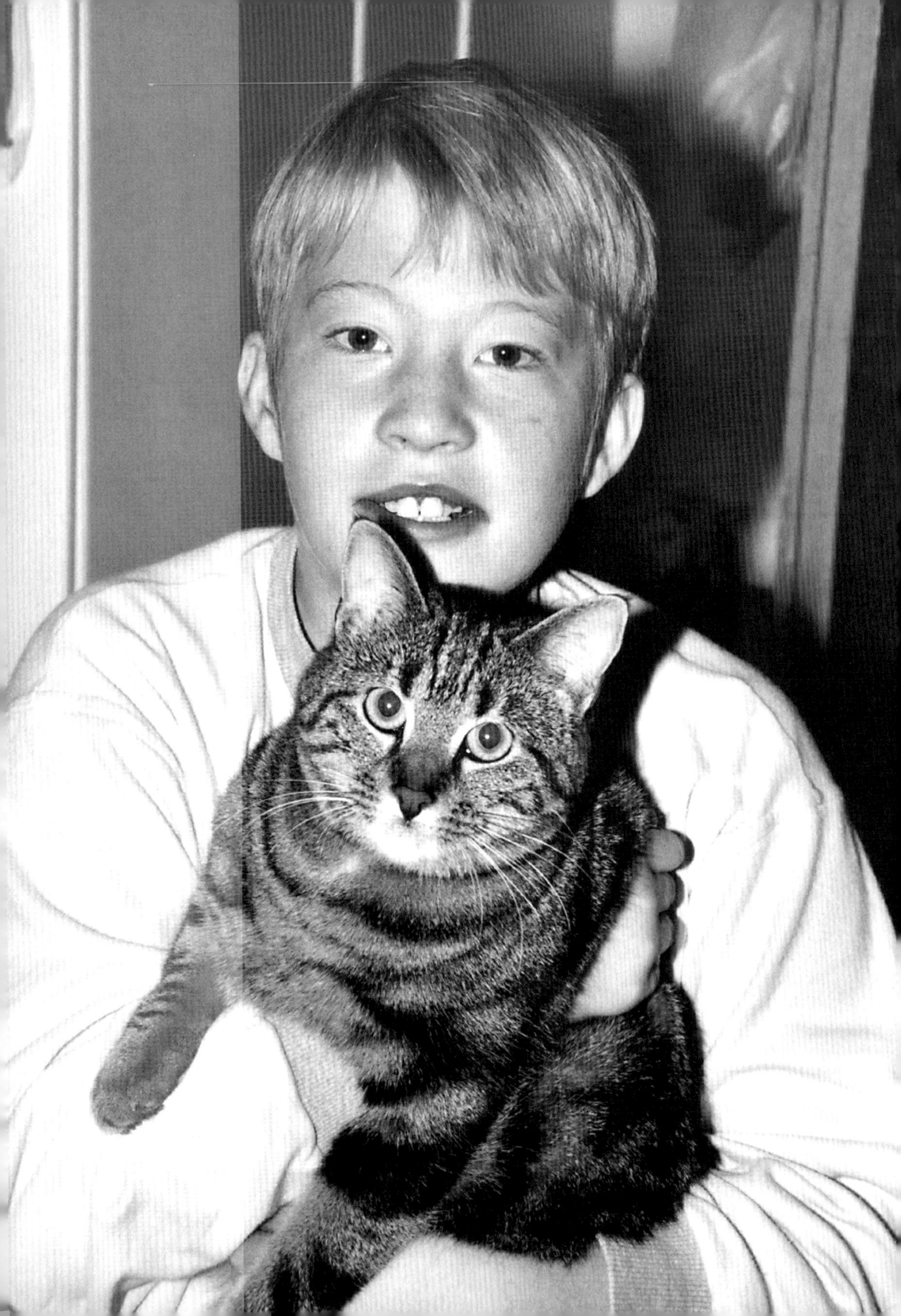

Symptômes

Tous les symptômes décrits ci-dessous sont des symptômes typiques du PWS, même s'ils se manifestent de façon différente selon chaque personne. Certains symptômes physiques, comme l'hypotonie ou la petite taille, peuvent être constatés avec objectivité. En revanche, il est plus difficile de caractériser le développement émotionnel et intellectuel des enfants atteints du syndrome; chaque enfant est en effet différent: il apprend et progresse différemment.

Faiblesse musculaire (hypotonie)

L'hypotonie sévère est l'un des premiers symptômes du PWS. Elle est souvent constatée avant la naissance: les fœtus atteints du PWS bougent moins dans le ventre de leur mère que les autres. C'est pourquoi ils ne se tournent souvent pas dans une position facilitant la naissance, mais se retrouvent dans une présentation du siège, avec le coccyx ou les pieds en avant, ce qui nécessite parfois une césarienne.

La plupart du temps, l'hypotonie est aussi évidente tout de suite après la naissance. Elle est le principal symptôme du PWS durant les premières années de vie. Les enfants atteints du syndrome dorment beaucoup et bougent à peine leurs bras et leurs jambes, par ailleurs très faibles. Il faut souvent les réveiller pour

«Stéphane était très calme. Lorsque j'étais enceinte de lui, je le sentais beaucoup moins bouger en comparaison de mes précédentes grossesses. Juste avant sa naissance, il s'est tourné dans la position du siège. Comme j'avais passé de quelques jours la date prévue de l'accouchement, nous avons décidé de mettre le tocographe en marche. Stéphane ne cessait de s'endormir et a dû être réveillé pour passer la paroi abdominale. J'avais des contractions mais il n'y avait aucun progrès. A la fin, le médecin a dû faire une césarienne.»

les nourrir et il arrive qu'ils se rendorment pendant qu'on les nourrit. L'hypotonie affecte également leur capacité de succion et de déglutition; c'est pourquoi les nourrissons n'ont pas suffisamment de forces pour téter et ingérer assez de nourriture. Cela complique la tétée et entraîne des carences alimentaires. Même l'allaitement au biberon prend beaucoup de temps. Parfois, une tétine spéciale avec une plus grande ouverture peut s'avérer utile, mais comme le bébé n'a pas un réflexe de déglutition adéquat,

«Dès qu'elle est née, nous nous sommes rendu compte que Mélanie souffrait d'hypotonie sévère. Ses bras et ses jambes étaient faibles et pendaient sous elle; elle était toute molle, comme si elle n'avait pas d'os. Elle ne pouvait pleurer normalement, ses cris ressemblaient plus à un gémissement ou à un léger sifflement. Elle avait de la peine à maintenir la température de son corps et a dû passer deux jours dans un incubateur. En outre, elle n'avait pas assez de forces pour boire par elle-même et a par conséquent été nourrie par un tube gastrique pendant les premiers jours de sa vie. Je ne pouvais pas l'allaiter parce qu'elle était incapable de téter assez fort. Toutefois, j'ai essayé avec un biberon muni d'une tétine à large ouverture et cela a fonctionné. Nous avons eu l'autorisation de la ramener à la maison une semaine après sa naissance.»

il risque de s'étouffer. Ainsi, de nombreux enfants atteints du PWS doivent être nourris à l'aide d'une sonde gastrique pendant un certain temps.

Comme ils n'ingèrent que peu de nourriture, les nourrissons atteints du PWS ont souvent un poids inférieur à la moyenne pendant les premières semaines de leur vie et grandissent plus lentement que les autres bébés du même âge en bonne santé. La plupart du temps, ce sont des enfants très calmes qui dorment beaucoup, qui réagissent peu à ce qui les entoure, qui pleurent rarement et toujours très doucement. [fig. 6]

Avec le temps, l'hypotonie diminue et ils peuvent alors mieux se nourrir et prennent du poids. Ils gagnent en forces et s'intéressent au monde qui les entoure: ils rient, aiment qu'on leur prête attention et qu'on les stimule. En outre, comme ils ne pleurent que rarement, ce sont des bébés adorables et faciles. [fig. 7] Même quand ils sont malades, ils ne pleurent presque pas, aussi peut-être parce que les enfants souffrant du PWS ont un seuil de douleur plus élevé que les autres et qu'ils développent moins rapidement de la fièvre. Dans ces conditions, il est parfois difficile de voir quand son enfant est malade.

Même s'ils deviennent plus forts et attentifs, ces enfants conserveront une certaine hypotonie et ils ne semblent pas non plus avoir envie de bouger, encore moins de se défouler. En plus de leur faiblesse musculaire, ils ne sont pas dotés d'un grand

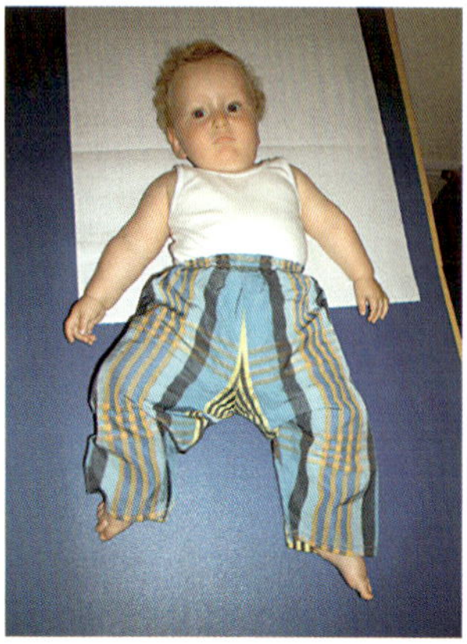

[Fig. 6] Les nourrissons atteints du syndrome de Prader-Willi bougent peu, dorment beaucoup et ne réagissent pratiquement pas à ce qui les entoure.

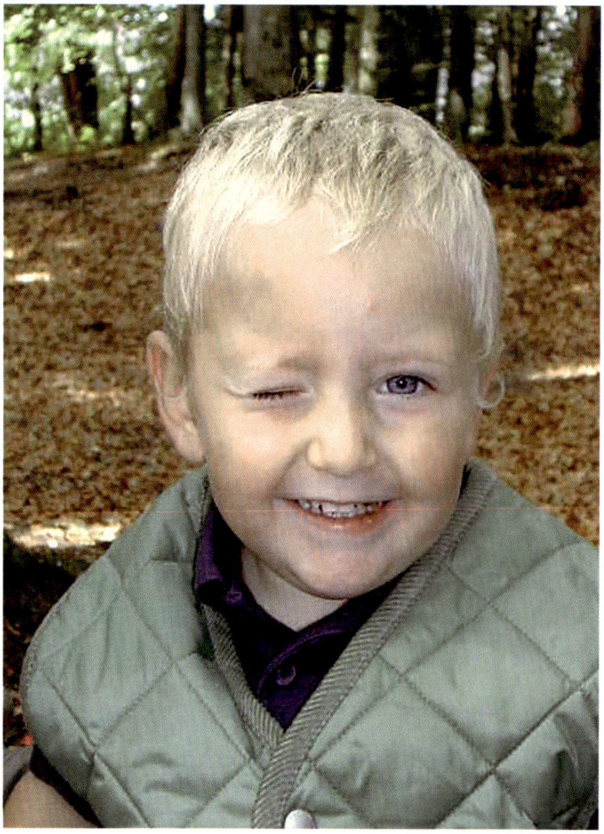

[Fig. 7] L'hypotonie diminue dès la petite enfance, les enfants rient de plus en plus et aiment qu'on leur prête attention.

«Jeremy s'est mis à marcher à seize mois; à trois ans, il pouvait rouler avec un tricycle, mais cela lui demandait une concentration énorme. Pendant ses deux premières années, nous l'amenions quatre fois par semaine chez un physiothérapeute et faisions de nombreux exercices à la maison. A quatre ans et demi, Jeremy a rejoint le groupe de jeu, ce qui lui a fait beaucoup de bien. Il était important d'une part de le séparer un peu de sa mère et, d'autre part, de le faire entrer en contact avec d'autres enfants car il n'avait aucune envie de bouger.»

sens de l'équilibre: grimper aux arbres, faire du vélo ou glisser sur des rampes d'escaliers sont toutes des activités qui exigent force et équilibre. Il arrive aussi qu'ils s'endorment au milieu d'un jeu. Par contre, quelques enfants atteints du PWS se réveillent pendant la nuit et certains d'entre eux sont alors contents de jouer un long moment avant de se rendormir.

«Plus Mélanie devenait mobile, plus elle réclamait de la nourriture. Je me rappelle bien la façon dont elle se mettait sur la pointe des pieds pour prendre le pain sur la cuisinière ou de la confiture dans l'armoire de la cuisine. Au début, alors qu'elle était encore très mince, nous la regardions d'un air amusé. Mais au jardin d'enfants, elle s'est mise à voler les en-cas des autres enfants.»

Poids et réserve d'énergie

Les parents d'enfants souffrant du PWS sont confrontés rapidement après la naissance de ces derniers aux problèmes liés à la nourriture, même s'ils sont alors l'inverse de ceux qui surviennent plus tard. Lorsqu'ils sont bébés, ces enfants ont un poids inférieur à la moyenne. La principale inquiétude des parents et du médecin traitant consiste alors de leur faire prendre du poids. Il est très important de bien nourrir les nourrissons et les enfants en bas âge même si cela demande un certain temps. Dans les cas où le diagnostic du PWS est établi relativement tôt, il arrive que des parents ne nourrissent pas suffisamment leur enfant pendant ses premières années par peur des futurs problèmes de surpoids liés au syndrome, ce qui ne fera qu'aggraver son retard de croissance. Comme les nourrissons atteints du PWS sont plutôt apathiques et qu'ils ne manifestent pas leur faim par des pleurs, ce risque est encore accentué. C'est pourquoi il est recommandé aux parents de consulter un médecin nutritionniste pour savoir combien leur bébé doit manger et boire chaque jour, afin qu'il soit nourri de façon optimale.

Après la petite enfance, tous les parents d'enfants atteints du PWS le savent, vient le moment de l'hyperphagie. Le changement dans le comportement alimentaire commence en principe lorsque l'enfant est âgé de deux à quatre ans, mais n'arrive pas du jour au lendemain, toujours progressivement. Cette période est très perturbante pour les parents qui font naturellement attention à la nourriture de leur enfant. Est-ce que mon enfant mange beaucoup trop? Son appétit est-il toujours dans les normes? Telles sont les questions que les parents seront amenés à se poser. C'est pourquoi il est également recommandé de consulter un médecin nutritionniste durant cette période.

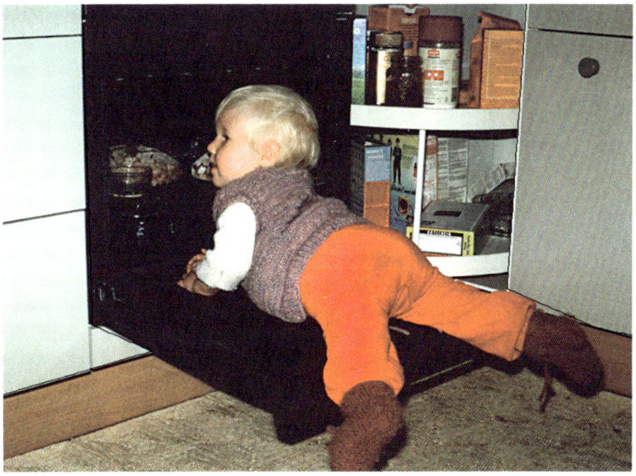

[Fig. 8] Le changement du comportement alimentaire commence en général entre l'âge de deux et quatre ans et n'arrive jamais du jour au lendemain mais toujours progressivement. Comme elle ne marche pas encore, cette petite fille rampe jusque dans le four pour y prendre du pain frais.

Le besoin constant de manger de ces enfants entraînera un surpoids important si rien n'est entrepris pour y remédier. Si on donne le choix à l'enfant, il choisira toujours des sucreries et autres aliments riches en calories. Il essayera de s'en procurer, en recourant parfois à des ruses très ingénieuses. [fig. 8] Comme les enfants souffrant du PWS sont moins actifs et aiment moins bouger que les autres, ils brûlent aussi moins de calories. La prise de poids résultant d'une alimentation non équilibrée et d'un manque de consommation d'énergie renforcera à son tour le manque d'envie de bouger – un vrai cercle vicieux. La graisse se concentre surtout sur les cuisses, le haut des bras, le tronc et le postérieur, alors que les avant-bras et les jambes restent minces. Le surpoids se voit d'autant plus que les enfants atteints du PWS grandissent lentement et restent petits.

Leur besoin incessant de manger s'explique par un sentiment de satiété insuffisant, résultant vraisemblablement d'un trouble hormonal qui n'a pas encore été clairement défini. Nous pensons que les signaux qui indiquent normalement la satiété dans l'hypothalamus sont inexistants chez ces enfants et que, par conséquent, ils ne se sentent jamais rassasiés et sont toujours à la recherche de nourriture. Leur corps leur indique – exception faite de leur graisse – qu'ils vivent constamment dans un état de faim et qu'ils doivent en permanence se procurer de la nourriture. Le relais central de l'énergie qui se trouve dans l'hypothalamus ne prend pas les

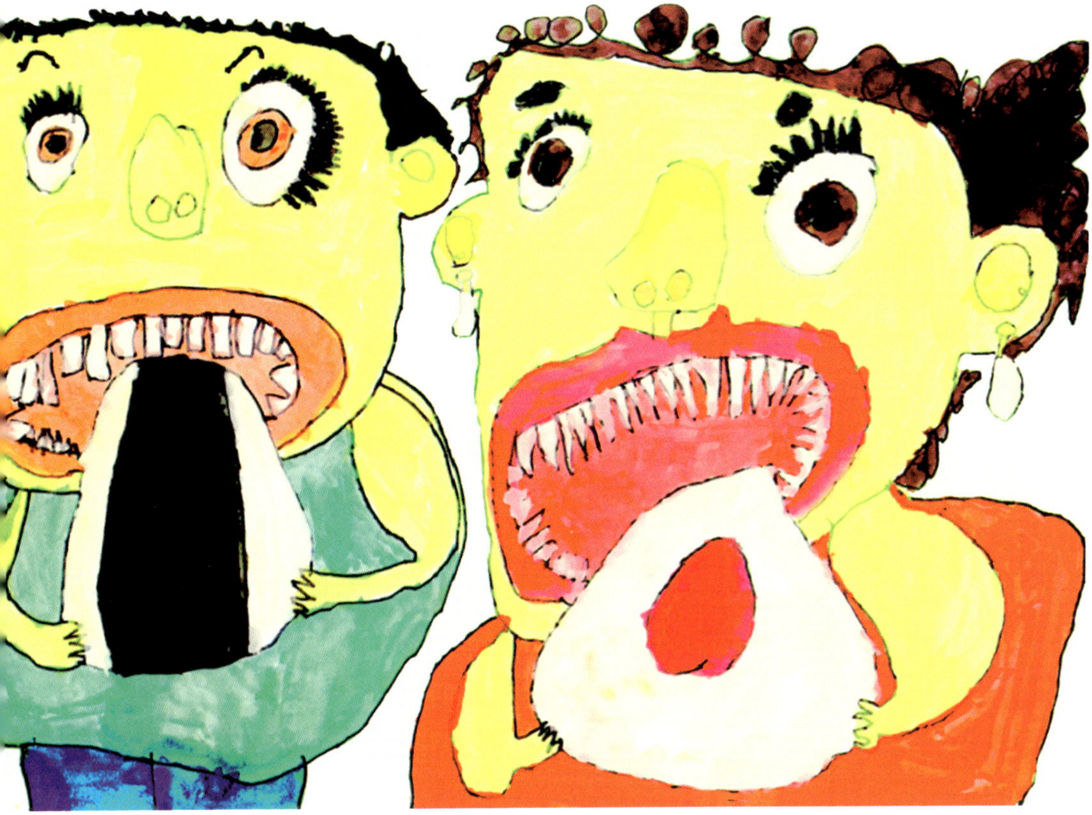

réserves d'énergie (accumulation des cellules adipeuses) en compte et signale seulement qu'il faut continuer à manger. Une personne en bonne santé a de la peine à se représenter ce sentiment permanent de faim, mais il ne faut pas pour autant le sous-estimer. La faim joue un rôle très important sur la façon générale de penser et de se comporter des enfants atteints du PWS. [fig. 9]

[Fig. 9] Dessin de Hirotaka, un garçon âgé de sept ans. Il s'est peint avec sa mère et représente sa faim insatiable.

Une aide extérieure, comme le soutien de médecins et de nutritionnistes, peut soulager les parents pour ce problème de nourriture. Un soutien psychologique peut également s'avérer utile lorsqu'il s'agit d'imposer une surveillance et une limitation de la nourriture à son enfant. L'adaptation des habitudes alimentaires a également des répercussions au sein de la famille: tous les membres, tant les parents que les frères et sœurs, doivent se tenir à certaines règles, comme des heures de repas fixes et des portions adéquates. Les frères et sœurs doivent s'habituer au fait qu'ils ne doivent pas gâter leur frère ou leur sœur en lui donnant des portions supplémentaires ou des sucreries. Toute la famille doit s'adapter aux ruses qu'emploient les enfants atteints du PWS pour obtenir de la nourriture. Dans la plupart des cas, il est même nécessaire de fermer à clé le réfrigérateur et les armoires qui contiennent des aliments. Les parents doivent aussi s'habituer à ne pas récompenser leur enfant avec de la nourriture dans le cadre de leur éducation.

Etant donné que les enfants souffrant du PWS aiment manger et qu'ils ont tendance à tout porter à la bouche, ils risquent, comme tous les enfants en bas âge d'ailleurs, de s'empoisonner avec des produits pour le ménage ou le jardin. C'est pourquoi il faut tenir hors de leur portée tout médicament, produit ménager, peinture, etc. et garder un œil sur les plantes toxiques dans le jardin.

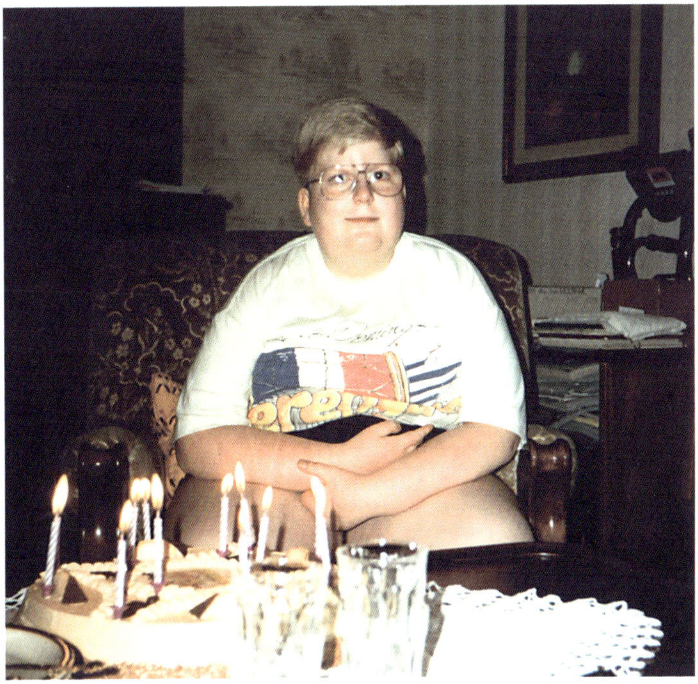

[Fig. 10] Un jeune atteint du PWS avant l'époque de l'hormone de croissance.

Avec l'âge, les enfants multiplient les contacts, ce qui pose de nouveaux problèmes: les voisins, les amis au jardin d'enfants et à l'école, les professeurs et les proches doivent être mis au courant que, si les parents restreignent la nourriture de leur enfant, ce n'est pas par méchanceté, mais par nécessité. Il est très important d'informer les autres personnes à ce sujet. En grandissant, les enfants peuvent aussi comprendre par eux-mêmes pourquoi ils doivent faire attention à leur alimentation. Toute-

«Jeremy est aujourd'hui encore à 10 ans un grand paresseux. C'est assis qu'il se sent le mieux. Il peut en effet passer des heures à faire un puzzle, à regarder la télévision ou simplement à contempler le monde qui l'entoure.»

fois, le besoin de manger surpasse souvent le besoin de plaire à leurs parents en s'abstenant de manger. C'est pourquoi toutes les personnes vivant avec le syndrome ont besoin que quelqu'un surveille pendant toute leur vie leur alimentation, si elles veulent éviter une forte prise de poids. [fig. 10]

Activité réduite

Les scientifiques ne savent pas encore exactement pourquoi les enfants atteints du PWS ont tendance à prendre beaucoup de poids. Ils ont toutefois constaté que leur sentiment de satiété n'était pas suffisamment développé et qu'ils pourraient par conséquent continuer à manger tant que personne ne les arrête. En revanche, pour la même activité physique, les enfants souf-

«Au début, nous avions de la peine à réaliser que nous allions devoir surveiller de près la prise de calories de Stéphane, étant donné que, quand il était bébé, nous nous réjouissions à chaque petite gorgée qu'il parvenait à avaler. Entre l'âge de trois et quatre ans, il s'est pourtant mis à prendre beaucoup de poids et nous avons compris que nous devions faire attention. Depuis, il s'est bien adapté à son nouveau régime: Stéphane doit, comme ses frères et sœurs d'ailleurs, d'abord demander s'il veut manger quelque chose. Afin de pouvoir le resservir si nécessaire, nous ne lui donnons qu'une demi-portion pour commencer et faisons en sorte de lui donner le plus de légumes ou de salade possible. Ces derniers temps, nous avons remarqué qu'il a à plusieurs reprises mangé du pain en cachette alors que jusqu'à présent, nous n'avions pas eu besoin de fermer à clé les armoires et le réfrigérateur. Ceux qui posent le plus de problèmes sont les adultes: quelques connaissances, ainsi que des voisins, ne pouvaient tout simplement pas comprendre pourquoi nous n'autorisions par exemple pas Stéphane à manger des biscuits. Nous nous sommes efforcés de leur expliquer pourquoi, mais pour certaines personnes, cela ne sert à rien. C'est pourquoi nous avons parfois été obligés de mentir et de raconter que Stéphane était diabétique et cela a fonctionné.»

frant du PWS brûlent autant de calories que les autres, seulement ils bougent nettement moins, ce qui explique aussi leur tendance à prendre du poids. En outre, leur composition corporelle diffère de celle des enfants qui ont aussi une surcharge pondérale mais qui sont en bonne santé. Ces derniers ont bien sûr davantage de graisse que les enfants de poids normal, mais ils ont aussi plus de muscles, ce qui leur permet de mouvoir leur corps lourd. Les enfants atteints du PWS ont quant à eux bien moins de muscles malgré leur surpoids. Il a récemment été prouvé que, s'ils ont moins de masse musculaire, c'est principalement parce qu'ils bougent moins. Plus d'exercice physique signifie plus de muscles et plus de muscles signifie brûler plus de graisses. C'est pourquoi un programme d'entraînement physique particulier, pendant par exemple dix minutes par jour, permet de contrôler leur poids. [fig. 11]

Petite taille

Le retard de croissance se remarque dès la petite enfance. Même plus tard, les enfants atteints du PWS grandissent lentement et adultes, ils sont considérablement plus petits que les personnes en bonne santé. En moyenne, les femmes atteignent une taille de 146 cm et les hommes de 152 cm. Contrairement aux autres en-

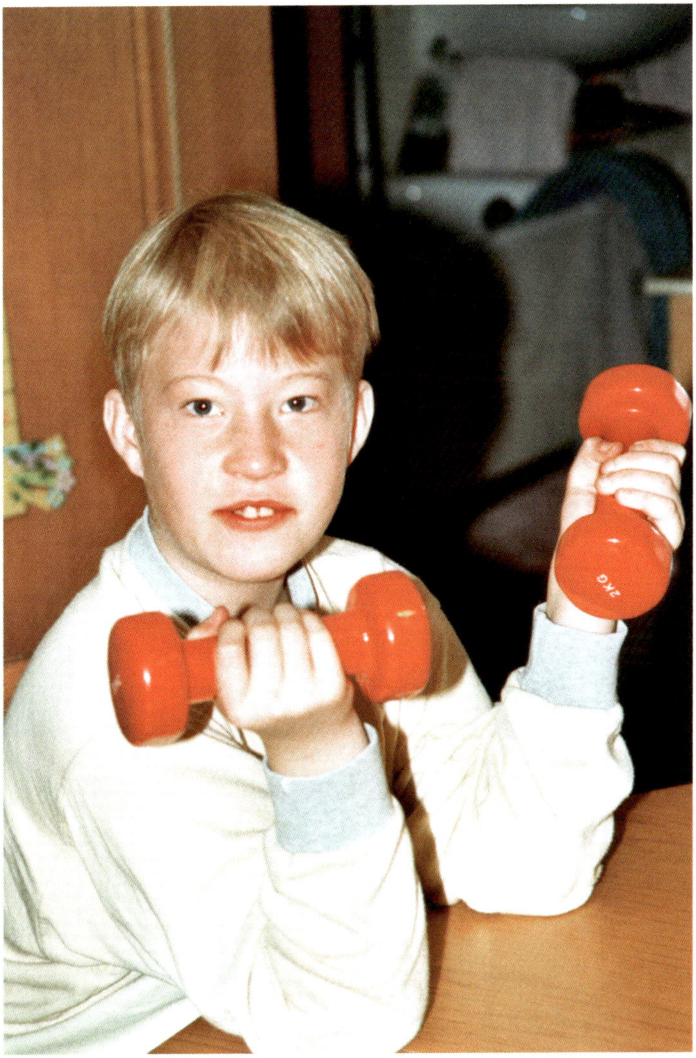

[Fig. 11] Un entraînement quotidien aide les enfants atteints du PWS à développer davantage de muscles et à consommer plus d'énergie par la même occasion.

fants, ils ne font pas de poussée de croissance durant la puberté. Cependant, les enfants souffrant du PWS qui ont des parents de grande taille, seront plus grands que ceux qui viennent d'une famille de «petits».

On pense aujourd'hui que le retard statural est dû à un déficit en hormone de croissance. Cette dernière est produite dans l'hypophyse et répartie dans le corps par la circulation sanguine. L'hypothalamus gère la production de l'hypophyse. L'hormone de croissance n'est pas seulement responsable de la croissance de l'être humain, elle favorise également la création de la masse et de la force musculaires, tout en réduisant la formation de tissu adipeux.

D'un point de vue général, un déficit en hormone de croissance peut avoir différentes causes. Par exemple, il peut arriver que, dès la naissance, la glande pituitaire ne produise pas ou insuffisamment de cette hormone. Il arrive aussi que la glande soit endommagée suite à un accident ou à une tumeur. Parfois, le problème ne se situe pas au niveau de la glande pituitaire, mais au niveau du transport des hormones par la circulation sanguine. Il arrive encore que la production et le transport des hormones fonctionnent normalement, mais que le corps ne réagisse pas à l'impulsion de la croissance. Dans le cas du PWS, la glande pituitaire fonctionne en principe correctement, seule sa régulation est perturbée.

Développement des organes génitaux

Il arrive souvent qu'à la naissance déjà, les organes génitaux des enfants atteints du PWS soient sous-développés. Chez les adolescents, le pénis des garçons est de constitution normale, bien qu'il soit souvent petit, alors que les jeunes filles ont les petites lèvres et le clitoris souvent moins développés; les garçons ont souvent un testicule (ou les deux) qui n'est pas descendu; leurs testicules et leur scrotum sont sous-développés, en raison d'une part de l'hypotonie générale caractéristique des enfants souffrant du PWS et, d'autre part, d'une anomalie au niveau de la production des hormones sexuelles dans les testicules avant la naissance, liée à une mauvaise régulation de la glande pituitaire et de l'hypothalamus.

La question de la cryptorchidie (testicules non descendus) est naturellement étroitement liée à celle d'une future fertilité. Les hommes atteints du PWS sont stériles, car la formation de spermatozoïdes n'est possible qu'avec une régulation précise par les hormones sécrétées par la glande pituitaire, contrôlée à son tour par l'hypothalamus.

Pendant la puberté, les adolescents souffrant du PWS se différencient des autres jeunes en bonne santé: dans la plupart des cas, la puberté se produit peu ou pas du tout, surtout chez les garçons, à cause de cette anomalie liée aux hormones sexuelles.

Ils ne présentent souvent aucun signe de développement pubertaire: beaucoup d'entre eux ne mueront jamais. Les jeunes filles ont souvent une puberté un peu plus développée mais la plupart n'atteindront jamais une maturité sexuelle complète. Alors que certaines d'entre elles n'auront aucune menstruation, d'autres, plus rares, auront un cycle menstruel régulier. Dans ces cas-là, fécondité et grossesse ne sont pas exclues. Dans le monde, deux femmes atteintes du PWS sont tombées enceintes et ont donné naissance à des enfants en bonne santé.

Développement psychomoteur et intelligence

Les enfants atteints du PWS subissent un retard du développement psychomoteur et intellectuel, que l'on peut constater déjà à la petite enfance. Ce sont surtout l'expression orale et le développement moteur général qui sont touchés. De nombreux enfants ont de la peine à apprendre à parler; en revanche, leur compréhension du langage est souvent plus développée que leur expression orale. La plupart des patients ont énormément de difficultés à apprendre, étant donné que leur QI se situe en moyenne à 70. Toutefois, l'intelligence peut se trouver dans tous les niveaux du

«Anja a jusqu'à présent fait beaucoup de progrès mais elle reste un enfant handicapé. Cela se remarque facilement, car nous pouvons la comparer tous les jours à son frère jumeau: il marche déjà alors qu'Anja vient de commencer à ramper. Notre fils peut créer des phrases de quatre mots tandis qu'Anja ne prononce que des mots individuels, avec une voix aiguë et nasillarde.»

QI et il y a des personnes souffrant du PWS qui ont un niveau d'intelligence plus ou moins normal. Il y a autant de différences que chez les enfants en bonne santé. Cependant, en raison de leurs troubles comportementaux et de leurs troubles spécifiques du développement, même ceux qui ont une intelligence dans les normes risquent de rencontrer des problèmes à l'école. Certains enfants atteints du PWS sont capables de suivre une scolarité normale, même si la plupart d'entre eux se sentent plus à l'aise dans des petites classes où ils peuvent apprendre à leur rythme et où leurs forces personnelles peuvent être développées.

Développement social et comportement

Les personnes souffrant du PWS présentent aussi des difficultés au niveau de leur développement social. Elles ont notamment de la peine à évaluer correctement certaines situations sociales. Dans certaines circonstances, leurs troubles de la parole et du langage peuvent en outre empirer la situation.

Bébés, les enfants atteints du PWS sont faciles et adorables. Par contre, à la fin de la petite enfance, quand ils se mettent à tester leurs limites, ils peuvent réagir de façon très violente et défiante et piquent souvent des crises de colère. Le bébé obéissant peut donc se transformer en un enfant extrêmement têtu, qui claque des portes et qu'il est impossible de calmer.

L'humeur des enfants atteints du syndrome peut changer très rapidement. La plupart d'entre eux sont très facilement perturbés par des changements imprévus dans leur routine étant donné qu'ils aiment savoir avec précision et par avance ce qui les attend. Lors d'un événement imminent, il faut en parler et en reparler et il se peut que l'enfant pose mille fois la même question. Si cette stratégie échoue, il peut en résulter des colères terribles. Souvent, les enfants se braquent et peuvent se renfermer dans leur bulle, faisant abstraction de ce qui les entoure. Par contre, ils peuvent aussi se montrer confiants et faire part de leurs sentiments, qu'ils soient positifs ou négatifs.

«Quand nous refusions quelque chose à Monika, elle se mettait à hurler, à lancer des choses et à se jeter par terre; elle devenait littéralement folle. Ces crises ont eu lieu jusqu'à ce qu'elle aille au jardin d'enfants. Ces dernières années, elle est devenue plus tolérante face aux différentes frustrations et réagit plutôt bien aux changements soudains de programme. Bien sûr, nous essayons autant que possible de ne pas changer nos plans à la dernière minute. Toutefois, lorsque cela est arrivé, nous avons essayé de l'habituer à la nouvelle situation et de lui en expliquer les côtés positifs. Entre-temps, elle a développé ses propres stratégies pour accepter ces changements.»

Pourquoi cette phase de rébellion est plus prononcée chez les enfants souffrant du PWS que chez les autres reste un mystère. Les expériences des parents démontrent pourtant que, outre le fait que ce phénomène soit lié à l'âge, la colère et le désespoir de ces enfants découlent de leur besoin de tout planifier à l'avance: tout ce qui perturbe le déroulement normal des événements insécurise l'enfant, qui réagira avec colère.

Cela peut donc faciliter les choses si les parents préparent leur enfant à l'avance aux changements de projets, qu'ils mettent en avant les côtés positifs du nouveau programme et qu'ils parlent avec lui des situations difficiles avant qu'elles n'aient lieu, ou même qu'ils les simulent par un jeu de rôles. Il est également important que les enfants atteints du PWS aient appris le plus tôt possible à faire preuve de flexibilité, afin qu'ils puissent accepter plus facilement les changements. La flexibilité peut s'apprendre lors de situations banales de tous les jours: l'enfant peut par exemple apprendre à faire un choix entre deux possibilités, comme les vêtements qu'il va porter.

Si l'enfant fait tout de même des crises, les tentatives de discussions et d'argumentation n'améliorent souvent pas la situation et la font parfois même empirer. Il est quelquefois plus sage de quitter la pièce ou d'envoyer l'enfant dans sa chambre jusqu'à ce qu'il se soit calmé.

Avec l'entrée au jardin d'enfants ou le début de l'école, la sphère d'activités de ces enfants s'agrandit et ils deviennent plus indépendants. Même s'ils en sont fiers, cela amène de nouveaux problèmes. D'une part, leur obsession compulsive de trouver de la nourriture à l'extérieur de la maison peut entraîner une prise de poids. En général, plus l'enfant devient indépendant, plus il devient difficile de maintenir son poids à un niveau raisonnable. D'autre part, les enfants atteints du PWS se rendent davantage compte de leur handicap lorsqu'ils passent du temps avec d'autres enfants de leur âge. Ceux qui sont en âge d'aller au jardin d'enfants ou à l'école souffrent parfois de leur différence, ce qui peut également entraîner des crises de colère incontrôlables. Les parents ne peuvent rien faire pour épargner à leur enfant ce sentiment d'exclusion. En revanche, ils peuvent l'aider à avoir confiance en lui, avec le soutien des puériculteurs et des maîtres d'école. Les encouragements et les félicitations sont tout aussi efficaces que la mise sur pied commune de stratégies destinées à gérer les frustrations.

Après la puberté, les crises de colère se font plus rares, même si elles peuvent être remplacées par des phases de dépression qui s'accompagnent parfois de symptômes psychotiques. Dans ces cas-là, il est également très important que les personnes concernées soient prises au sérieux et que leur estime de soi soit renforcée. Avoir un environnement structuré aide énormément tous les patients souffrant du PWS. Il peut aussi s'avérer

«Au début, Jeremy fréquentait un jardin d'enfants normal, avec 28 autres enfants. Il aurait aussi pu aller à l'école primaire dans une école normale, mais nos expériences avec le jardin d'enfants nous ont fait comprendre qu'il serait mieux au sein d'un petit groupe. En effet, s'il devait constamment se mesurer aux autres et qu'il pensait qu'il n'était pas au même niveau qu'eux, il se renfermerait sur lui-même ou aurait des accès de colère. C'est pourquoi nous l'avons mis dans une petite classe.»

utile d'apprendre des techniques de comportement, de suivre une psychothérapie (éventuellement en groupe) et, dans certains cas, de prendre des psychotropes.

De nombreux enfants atteints du PWS ont leur propre rythme de sommeil, s'endormant plusieurs fois pendant la journée et se réveillant pendant la nuit. Durant la journée, les parents et les maîtres d'école devraient réveiller l'enfant afin qu'il puisse développer une routine de sommeil et de réveil. Avec l'âge, les

«Susanne a maintenant 26 ans. Elle a suivi une formation de ménagère pendant deux ans et actuellement, elle travaille la semaine dans la cuisine d'un home. Durant son temps libre, elle aime écrire des lettres, jouer de la flûte et écouter de la musique. Elle passe ses week-ends soit en famille, soit avec les parents de ses deux amies. Elle est très stricte avec elle-même en ce qui concerne son poids: elle se pèse chaque jour et, si elle a pris du poids, elle diminue son alimentation et saute par exemple son en-cas de l'après-midi. Elle aime passer ses vacances dans la nature, en faisant du camping.»

réveils pendant la nuit posent moins problème. Grâce à des explications et à une routine mieux établie, les enfants un peu plus âgés peuvent apprendre à jouer tous seuls jusqu'à ce qu'ils se rendorment. Cependant, des parents ont remarqué que leur enfant se mettait en quête de nourriture lorsqu'il se réveillait pendant la nuit, ce qui va à l'encontre de la diète qu'il doit suivre.

Problèmes respiratoires

Nous savons depuis longtemps déjà qu'une partie des enfants atteints du PWS souffre de troubles respiratoires qui peuvent avoir différentes causes. [fig. 12] Dans certains cas, la régulation dans l'hypothalamus est perturbée et n'est pas au bon niveau. Il se peut aussi que l'hypotonie entraîne une insuffisance des mouvements respiratoires, ou que l'anatomie locale du cou des enfants souffrant du PWS soit différente de celle des autres enfants, entravant le passage de l'air. Il est important d'identifier le plus tôt possible ce genre de problèmes, surtout lorsque l'enfant ronfle la nuit ou qu'il a l'impression de manquer d'air. Dans ces cas-là, on procède en général à une polysomnographie. [fig. 13] Lors de ce test, l'enfant passe une nuit à l'hôpital pendant laquelle sa respiration, sa pulsation cardiaque et ses fonctions cérébrales seront analysées. Il devra également consulter un oto-rhino-laryngologiste, qui vérifiera si le volume des amygdales a augmenté ou non. Les grosses amygdales sont très fréquentes chez les personnes atteintes du syndrome et devraient être enlevées le plus rapidement possible.

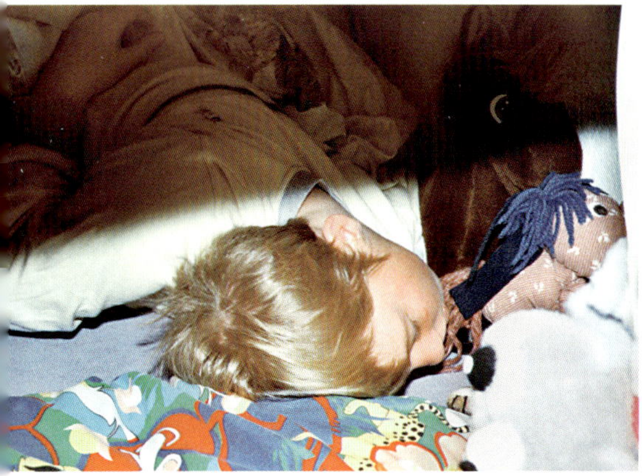

[Fig. 12] Une illustration des problèmes respiratoires causés par le PWS: une petite fille tire sa tête en arrière pendant son sommeil, ouvrant ainsi inconsciemment le plus possible ses voies respiratoires. Ces dernières sont en effet souvent plus étroites chez les personnes atteintes du PWS.

Problèmes orthopédiques

Les enfants souffrant du PWS ont plus souvent des scolioses que les autres. A nouveau, les parents doivent se montrer vigilants car ils seront certainement les premiers à remarquer un changement dans la posture de leur enfant. Selon l'ampleur et la gravité du cas, une physiothérapie ou, plus rarement, un traitement avec un corset peut s'avérer nécessaire. Comme toutes les courbures de la colonne vertébrale, qu'elles soient vers l'avant (cyphose) ou vers le côté (scoliose), ont tendance à s'aggraver lorsque l'enfant grandit, elles doivent continuellement être contrôlées, en particulier lors des périodes de croissance rapide (par exemple au début d'un traitement à l'hormone de croissance). En cas de doute, le médecin traitant demandera l'avis d'un orthopédiste.

Problèmes dentaires

Une bonne hygiène dentaire est très importante pour tous les enfants. Toutefois, comme les dents des enfants atteints du PWS s'abîment plus facilement parce que leur émail est moins solide, il est encore plus important de bien les soigner et de les faire contrôler régulièrement. De plus, la salive des enfants souffrant du PWS est plus épaisse que celle des autres, c'est pourquoi ils

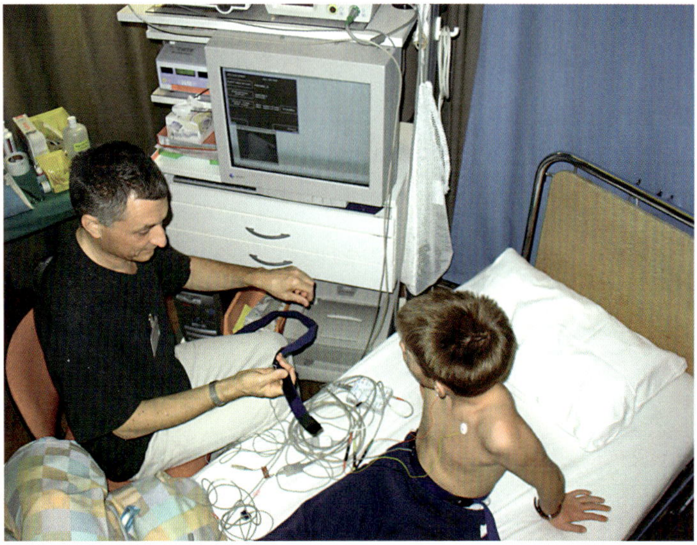

[Fig. 13] Un médecin explique à un enfant atteint du PWS comment fonctionne un examen du sommeil (polysomnographie). Les enfants dorment une nuit à l'hôpital, où leur respiration, leur fréquence cardiaque et leurs fonctions cérébrales seront enregistrées.

ont souvent de la salive sèche aux coins de leur bouche. La salive épaisse protège moins bien les dents contre les caries que la salive normale, plus fine. Les habitudes alimentaires de ces enfants, en particulier leur préférence pour les sucreries, augmentent d'autant plus le risque de caries. Aussi devraient-ils voir régulièrement un dentiste, dès l'âge de trois ans au plus tard. Cela vaut la peine de trouver un dentiste qui a l'habitude de travailler avec les enfants et qui sera en mesure de mettre l'enfant à l'aise afin d'éviter les crises.

Problèmes dermatologiques

Les enfants atteints du PWS ont tendance à gratter avec une force particulière les piqûres d'insectes et les plaies, ce qui ne retarde pas seulement la cicatrisation mais peut aussi entraîner des infections. C'est pourquoi il est important de prendre de simples mesures pour remédier à ce problème. On peut par exemple utiliser des crèmes et des onguents qui calment les irritations ou couper régulièrement les ongles de son enfant. On peut également rendre son enfant attentif aux conséquences que le fait de se gratter peut avoir et à l'importance de laisser le temps aux plaies et aux piqûres de cicatriser. L'enfant apprendra par exemple à gratter uniquement autour de la plaie ou à la frotter avec la main, au lieu de ses ongles. Les parents d'enfants souffrant du PWS ont remarqué qu'une stimulation régulière avec une brosse de massage permet de diminuer l'envie de gratter. Toutefois, si l'enfant s'est gratté jusqu'à se causer une lésion profonde, il faudra traiter soigneusement cette dernière, souvent à l'aide d'antibiotiques locaux et, surtout, appliquer un bandage qui empêchera l'enfant d'aggraver la plaie en la grattant davantage.

Matthias

Matthias est le premier enfant au monde à avoir été pris en charge de manière conséquente et globale et à avoir été traité à l'hormone de croissance dès l'âge de sept mois. Il ne passe pas seulement une heure par semaine chez le physiothérapeute, il est aussi constamment encouragé à faire de l'exercice physique par sa famille. Ces efforts, combinés à un contrôle strict de son alimentation, lui permettent d'avoir un très bon rapport muscles-graisse. Matthias est heureux. Lorsqu'il joue ou qu'il participe à des événements officiels, comme sa première communion, il ne se différencie presque pas des enfants en bonne santé.

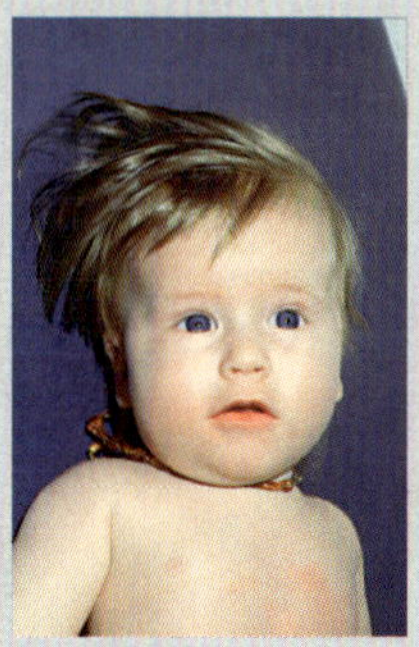

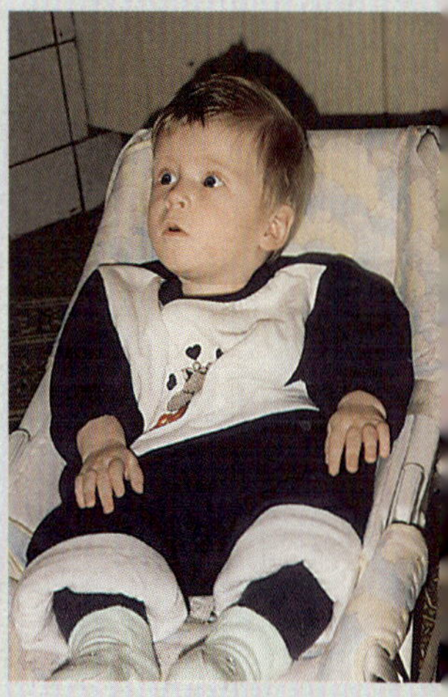

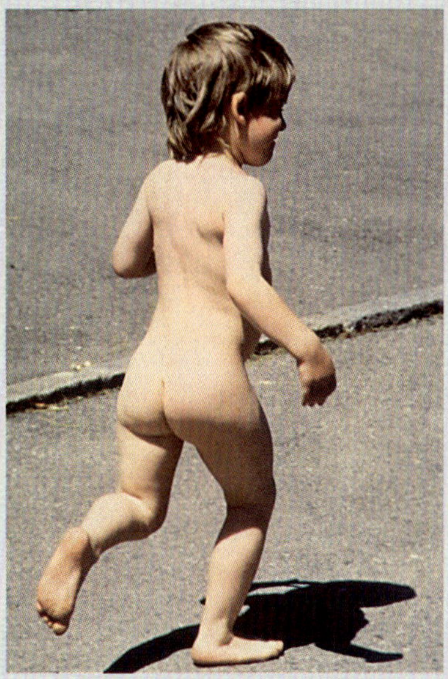

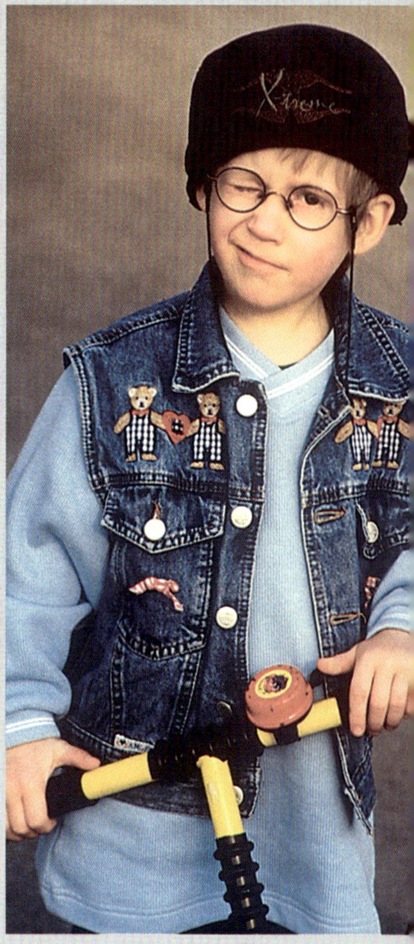

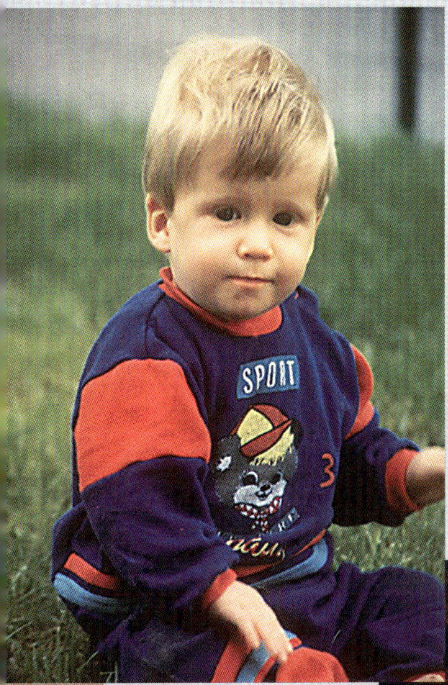
SPORT

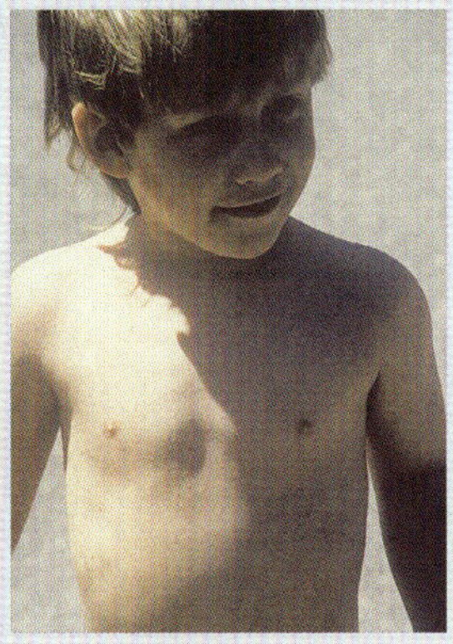

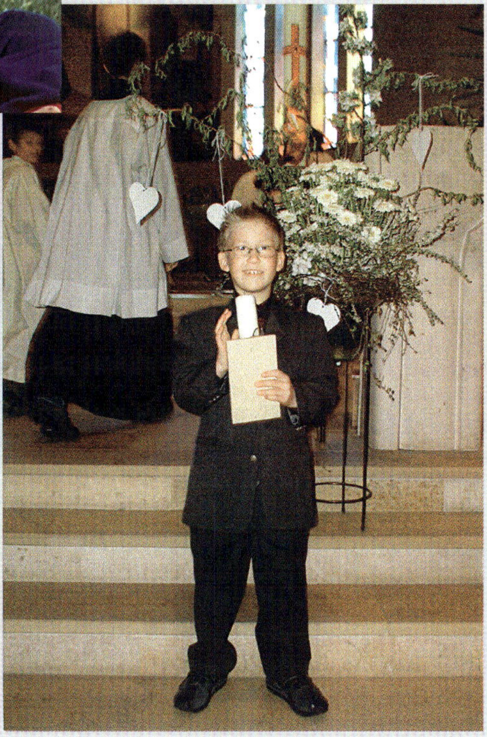

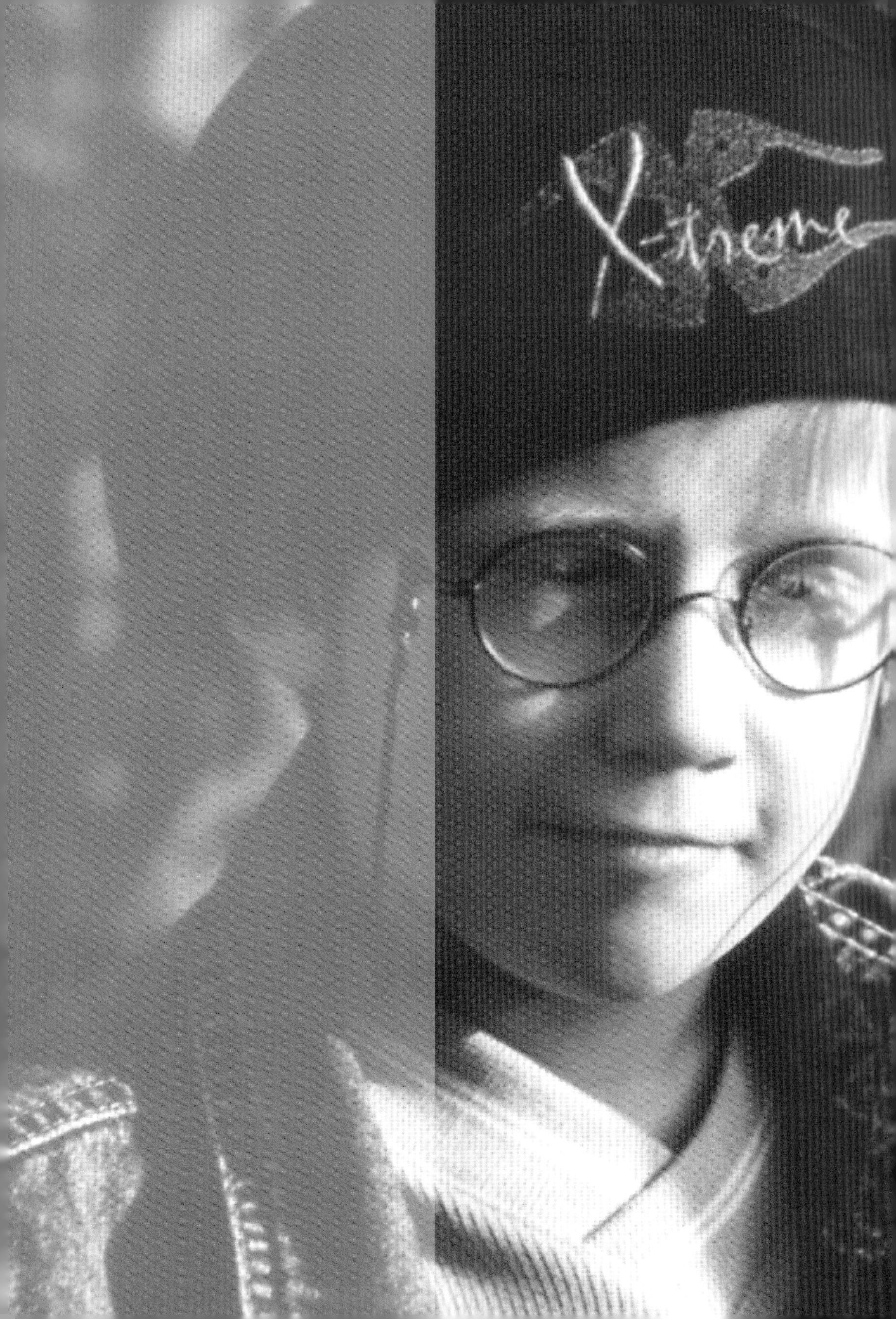
X-treme

Stratégies de traitement

Limitation de la consommation de nourriture et régulation de l'appétit

La limitation de la prise de calories est et reste la tâche la plus importante de toute personne en charge d'un enfant atteint du PWS. Pour les enfants plus âgés, les adolescents et les adultes, il est nécessaire de fermer à clé la cuisine et le réfrigérateur. Afin de prévenir l'obésité, il est primordial de contrôler les habitudes alimentaires de l'enfant avant qu'il ne prenne du poids. Il est en général conseillé de demander l'avis nutritionnel d'un professionnel, que ce soit un médecin spécialiste du PWS ou un médecin nutritionniste. Il faut en effet faire en sorte que l'enfant suive un régime équilibré, avec par exemple suffisamment de calcium, d'oligo-éléments et de vitamines, même s'il n'a pas besoin de grandes quantités de nourriture. Le soutien d'un psychologue ayant l'expérience de ce syndrome peut être utile, puisque les parents connaissent tous les problèmes liés à la nourriture, mais qu'ils ont de la peine à mettre les règles en pratique. Il a été prouvé ces dernières années que les enfants atteints du PWS devaient non seulement limiter leur prise de calories (contrôle de l'alimentation), mais aussi dépenser plus d'énergie (exercice physique). En effet, comme nous l'avons vu, les enfants souffrant du PWS mangent trop et bougent moins que les enfants en bonne santé.

«Toute la famille a changé ses habitudes alimentaires: nous ne mangeons jamais entre les repas et si mon aînée veut des sucreries, elle ne les mange jamais devant sa sœur. Nous faisons en sorte de ne rien mettre de comestible à la portée d'Anja. Ses grands-mères estiment que nous sommes trop sévères avec elle, mais nous sommes persuadés que cela vaut la peine d'être conséquents. Nous avons déjà connu une réussite: lors d'une fête d'anniversaire, alors que la table était pleine de gâteaux et de bonbons, Anja a pris une tomate!»

Pour une même activité physique, nous consommons toujours la même quantité d'énergie. Si davantage d'énergie est consommée sous forme de nourriture, il y a par conséquent plus de calories «entrantes» que de calories «sortantes» et les réserves de graisse commencent à s'accumuler. Tous les êtres vivants ont un besoin vital d'avoir un système de régulation de l'énergie fonctionnant parfaitement, ainsi qu'un stockage d'énergie suffisant, car l'approvisionnement et la consommation de l'énergie ont généralement lieu à des moments différents: nous nous reposons, mangeons et ne nous mettons à bouger que plus tard. En automne, de nombreux animaux accumulent une couche supplémentaire de graisse en prévision de l'hiver. Il en allait autrefois souvent de même pour les êtres humains: ils prenaient du poids pendant les bonnes périodes afin de survivre à la prochaine famine. Notre consommation d'énergie varie aussi énormément. Assis à notre bureau, nous consommons beaucoup moins de calories que si nous courrons un marathon.

A moins que leur alimentation ne soit contrôlée, les personnes souffrant du PWS pèsent souvent plus de 100 kg, voire 300 dans les cas les plus extrêmes. Bien sûr, il serait faux de vouloir rendre les enfants atteints du PWS maigres. Notre but est de maintenir leur poids à un niveau raisonnable par rapport à leur taille, c'est-à-dire entre les percentiles 50 et 95 du graphique. [cf. fig. 14] D'après notre expérience, les personnes souffrant du PWS se situant dans cette zone ont le meilleur rapport muscles/graisse.

Les médicaments que les personnes en bonne santé mais en surpoids prennent pour réguler leur appétit ne semblent avoir aucun effet sur la faim constante et la prise de poids des patients atteints du PWS. De même, les psychotropes utilisés pour traiter la dépression ou d'autres problèmes n'ont aucun impact sur leur comportement alimentaire.

Traitement à l'hormone de croissance

Ce n'est qu'à la fin des années 1980 que les chercheurs se sont rendu compte que les enfants atteints du PWS pouvaient souffrir d'un manque d'hormone de croissance. Produite par la glande pituitaire, cette hormone contrôle la croissance ainsi que d'autres processus biologiques, tels que la formation des muscles et l'élimination des graisses. La glande pituitaire est suspendue à une sorte de «tige» sous le cerveau et est contrôlée par des hormones produites par l'hypothalamus. [fig. 15] Les enfants nés sans glande pituitaire, généralement suite à un défaut congénital, ne peuvent produire de l'hormone de croissance et ne grandissent par conséquent pas normalement. En outre, ils développent moins de muscles et plus de tissu adipeux que les enfants en bonne santé. C'est pourquoi ils présentent des symptômes similaires à ceux des enfants présentant un PWS: petite taille, surpoids et masse musculaire réduite. Cependant, ils ont tendance à prendre moins de poids que les enfants souffrant du PWS.

Comme il est particulièrement difficile de prouver qu'un enfant en surpoids souffre d'un déficit en hormone de crois-

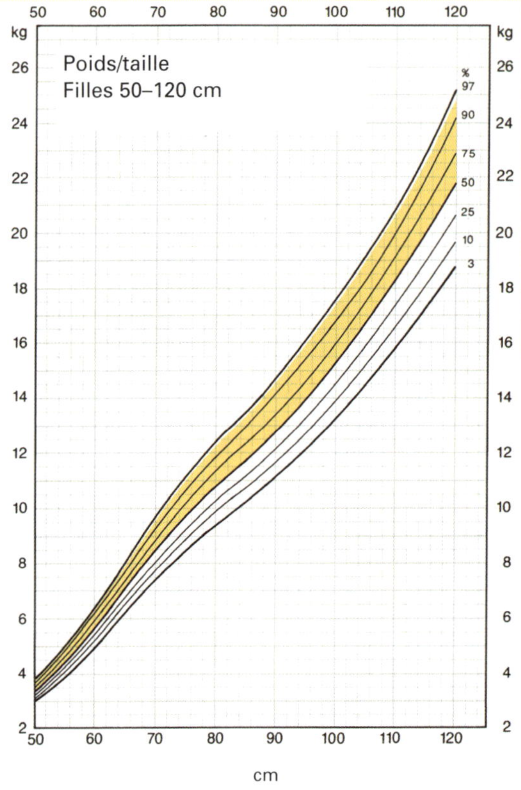

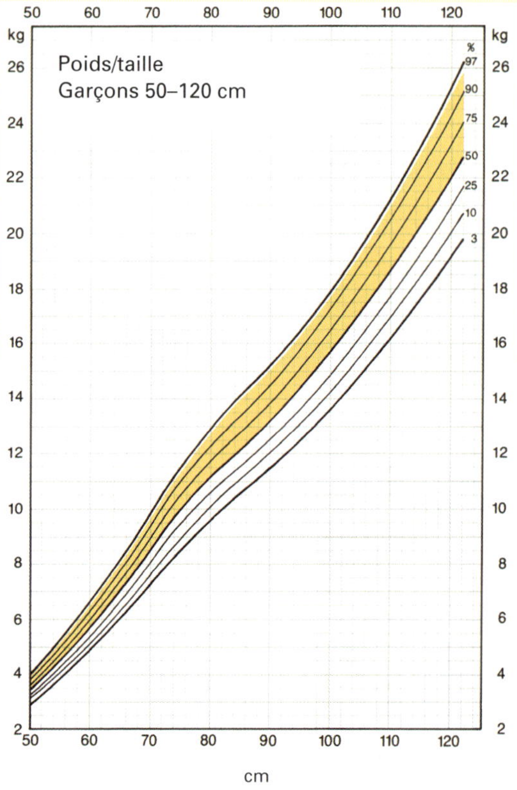

sance, il a fallu beaucoup de temps pour se rendre compte que la plupart des enfants souffrant du PWS n'en produisaient en fait pas suffisamment. Les personnes en surpoids ont un niveau d'hormone de croissance plutôt bas en comparaison de celles de poids normal. Il est probable que leur croissance soit régulée par d'autres mécanismes en plus de cette hormone. Toutefois, il

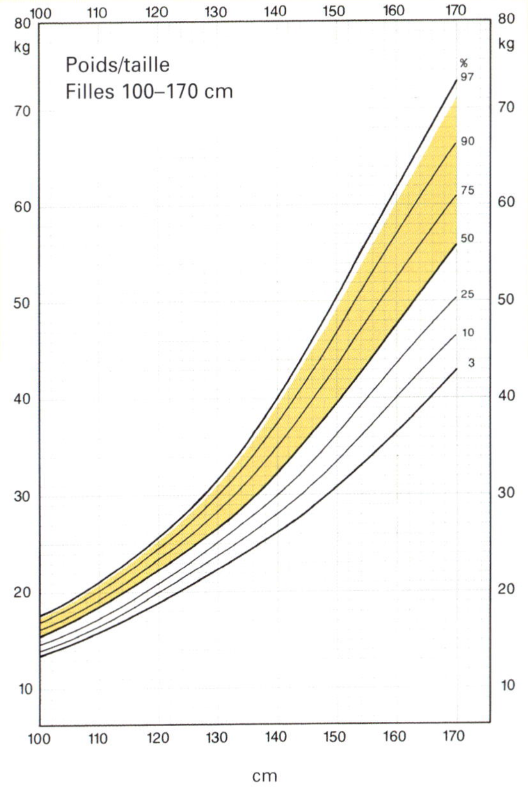

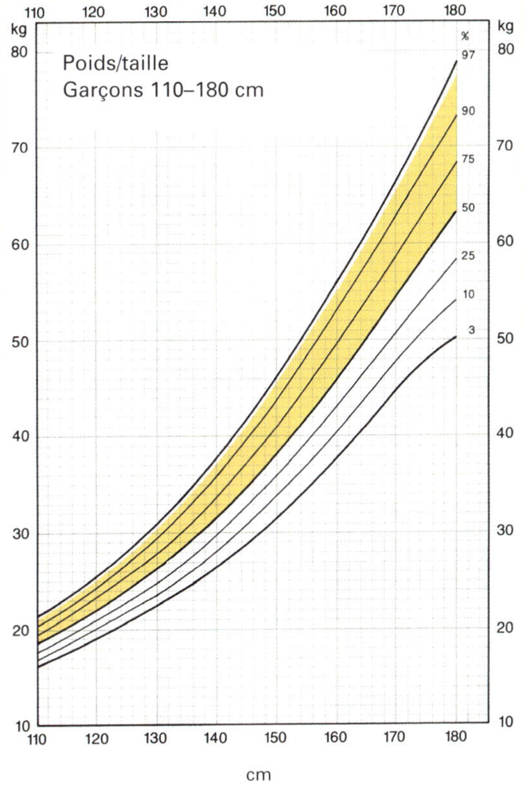

[Fig. 14] Les courbes des percentiles qui représentent le poids par rapport à la taille. Le percentile 50 correspond au poids moyen d'un enfant en bonne santé. Les percentiles 3 et 97 définissent les limites inférieures ou supérieures à la norme. Seuls 3% des enfants en bonne santé ont un poids en dessous du percentile 3 ou au-dessus du percentile 97. Pour les enfants atteints du PWS, la zone optimale se situe entre les percentiles 50 et 95.

Ces quatre courbes de percentiles sont disponibles en format pdf à l'adresse suivante: www.pezz.ch

Case d'informations:

Insuline, leptine et autres régulateurs de l'appétit

De nombreux systèmes biologiques sont protégés de différentes façons. Cela s'applique aussi à la régulation de l'appétit. Actuellement, nous ne connaissons qu'une petite partie de ce système de régulation. Il a été découvert que l'énergie est régulée par deux mécanismes indépendants, l'un activant la sensation de faim et l'autre la faisant cesser.

En 1995, on découvrit la leptine, une hormone produite par les cellules adipeuses. Plus une personne a de tissu adipeux, plus son taux de leptine dans le sang sera élevé. Il en va de même pour l'insuline, une hormone produite par le pancréas. Plus une personne a de tissu adipeux, plus son niveau d'insuline sera élevé. Une sous-alimentation réduit les taux de leptine et d'insuline proportionnellement à la diminution des graisses du corps. La baisse de niveau de ces deux hormones stimule alors le mécanisme de faim et entraîne une augmentation des hormones productrices de faim, comme le neuropeptide Y (NPY) et la protéine Agouti (Agouti-Related Protein, AgRP).

Une baisse d'insuline et de leptine ralentit également le mécanisme de diminution de la faim et réduit le niveau de l'hormone anorexigène alpha-MSH. Une augmentation du NPY et de l'AgRP, associée à une baisse de l'alpha-MSH dans l'hypothalamus, incite la personne à manger, et donc à ingérer de l'énergie, tout en la poussant à réduire son niveau d'activité, et donc à dépenser moins d'énergie.

A la fin de l'année 1999, une autre hormone, la ghréline, fut découverte. Produite dans la paroi de l'estomac, elle augmente en cas de sous-alimentation. Une hausse du taux de ghréline active le NPY et l'AgRP. Il existe en outre un grand nombre d'autres hormones connues, mais dont les fonctions n'ont pas encore été clairement définies. Les hormones produites dans les intestins envoient des signaux à l'hypothalamus, l'informant de l'état des organes digestifs, et jouent ainsi également un rôle dans la régulation de l'appétit. [fig. 16]

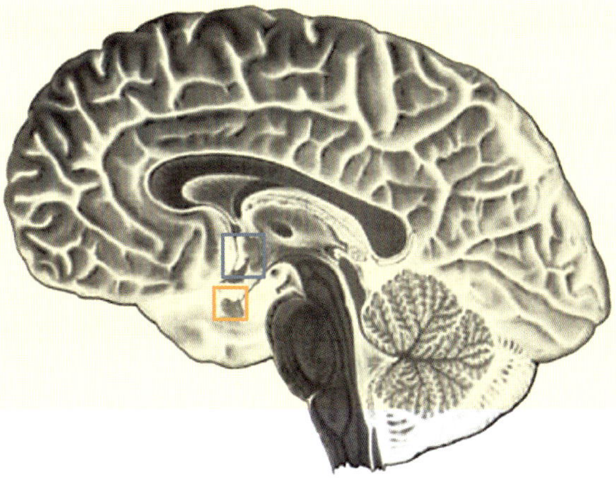

[Fig. 15] Coupe transversale du cerveau le long de la ligne centrale, avec l'hypothalamus dans le carré bleu et l'hypophyse (glande pituitaire) dans le carré orange.

existe des raisons très claires qui permettent d'affirmer que, si les enfants atteints du PWS ont un niveau bas d'hormone de croissance, ce n'est pas seulement dû à leur surpoids, mais à un manque réel de cette hormone. Ces raisons sont les suivantes:

Masse musculaire réduite

Contrairement aux enfants en surpoids mais en bonne santé, les enfants atteints du PWS ont une masse musculaire réduite.

Niveau bas d'IGF-I

L'hormone de croissance entraîne une croissance linéaire principalement par l'intermédiaire d'une autre hormone, l'IGF-I, qui

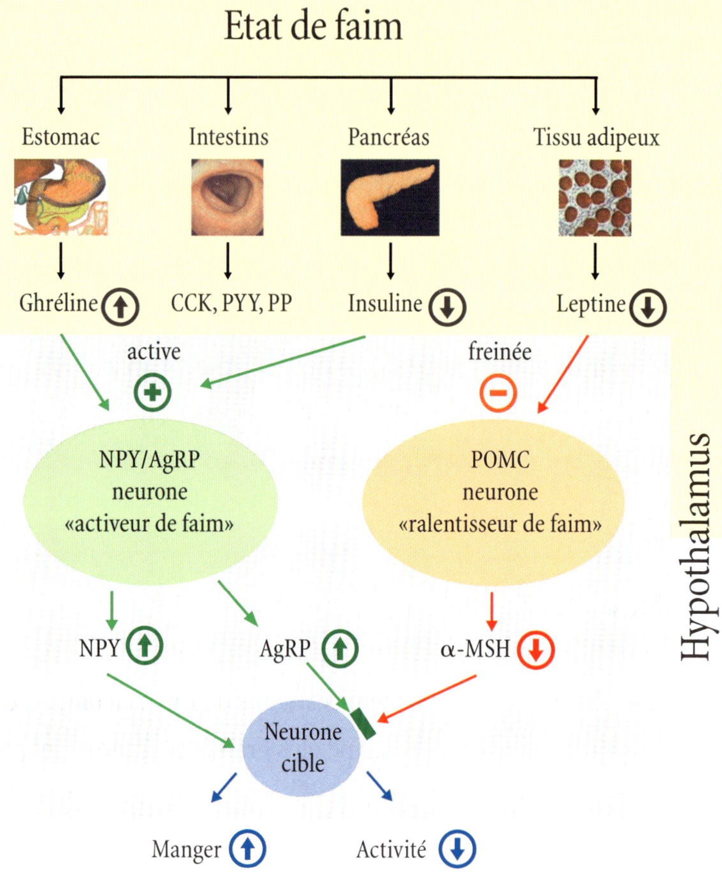

[Fig. 16] Signaux émis par l'appareil digestif et le tissu adipeux informant l'hypothalamus de l'état de l'alimentation. L'hypothalamus réagit en produisant un sentiment de faim ou de satiété et une adaptation de l'activité (besoin de repos ou de mouvement). A cause du PWS, ce cycle est perturbé (cf. case d'informations).

Augmentation
Diminution

est sécrétée surtout dans le foie. Même si les enfants en surpoids mais en bonne santé ont une sécrétion plutôt faible d'hormone de croissance, leur production d'IGF-I est normale, voire élevée.

Chez les enfants souffrant du PWS, le niveau d'IGF-I reste bas. Cela signifie qu'ils ne produisent pas assez d'hormone de croissance.

Faible sécrétion d'insuline

La faible production d'hormone de croissance permet d'expliquer la faible sécrétion d'insuline observée chez les enfants atteints du PWS. Les enfants en surpoids mais en bonne santé ont en effet un niveau d'insuline élevé. Les taux d'insuline bas sont souvent typiques des enfants chez qui la production d'hormone de croissance est déficiente.

Petite taille

Le schéma de croissance des enfants en surpoids mais en bonne santé diffère de celui des enfants atteints du PWS. La plupart des enfants obèses sont en principe plus grands et grandissent plus rapidement que les enfants de poids normal. Les enfants atteints du PWS sont au contraire plus petits que les enfants de poids normal et grandissent plus lentement qu'eux.

Le manque d'hormone de croissance chez les enfants souffrant du PWS est certainement dû au fait que la sécrétion de l'hormone n'est pas régulée correctement par l'hypothalamus. Au début des années 1990, on s'est mis à faire des études à long terme sur le traitement à l'hormone de croissance pour les enfants atteints du PWS en Europe et aux Etats-Unis. Jusqu'à présent, les résultats d'un traitement allant jusqu'à sept ans ont été publiés. Les chiffres fournis par Aaron Carrel et son équipe aux Etats-Unis, l'étude suédoise effectuée par Ann Lindgren et ses collaborateurs, ainsi que l'étude du «PEZZ» sont particulièrement intéressants. Dans la plupart des études, on constate que des doses d'hormone de croissance d'environ 1 mg par m^2 de masse corporelle étaient fournies, ce qui correspond à environ 0,025–0,05 mg/kg de masse corporelle par jour. L'hormone de croissance ne stimule pas seulement la croissance, elle augmente aussi la masse musculaire tout en réduisant la masse grasse. [fig. 17 a/b]

Les enfants souffrant du PWS grandissent donc plus rapidement s'ils sont traités à l'hormone de croissance; ils développent en outre davantage de muscles, stabilisent leur poids ou en perdent, pour autant que le traitement ait commencé très tôt. Les parents rapportent en outre que leur enfant se montre plus actif dès les premières semaines suivant le début du traitement et qu'il a plus de plaisir à bouger. La masse adipeuse diminue mais se stabilise à un niveau qui reste malgré tout élevé. En revanche, la masse musculaire augmente considérablement par rapport à la masse corporelle pendant les six premiers mois du traitement. Par la suite, elle reste toutefois constante – toujours par rapport à la masse corporelle – et ne continue pas à croître

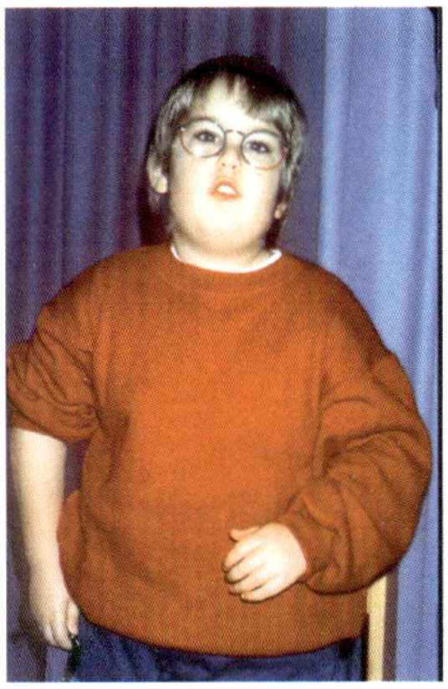

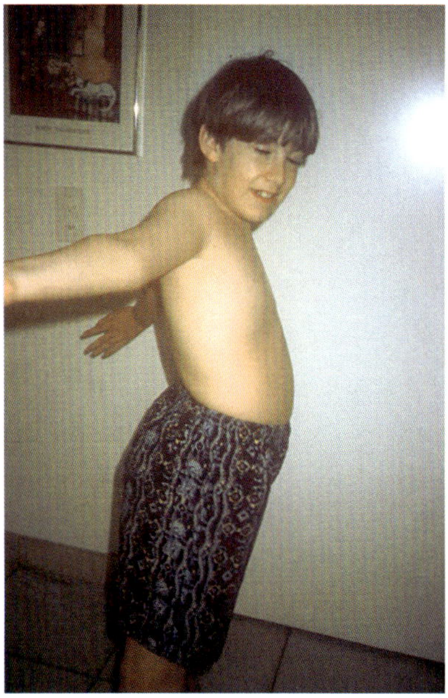

[Fig. 17 a/b] Un enfant au début de son traitement à l'hormone de croissance; avant et deux ans après le début du traitement. Le reflet impressionnant de l'efficacité de la thérapie.

durant le traitement. Comme les enfants sont plus actifs grâce à l'augmentation de leur force musculaire, leurs muscles continuent de se développer, ce qui, dans le meilleur des cas, stimule à son tour leur envie de faire de l'activité physique.

Le traitement à l'hormone de croissance a fondamentalement modifié l'apparence extérieure des personnes atteintes du PWS. En effet, pour la première fois, de nombreux enfants souf-

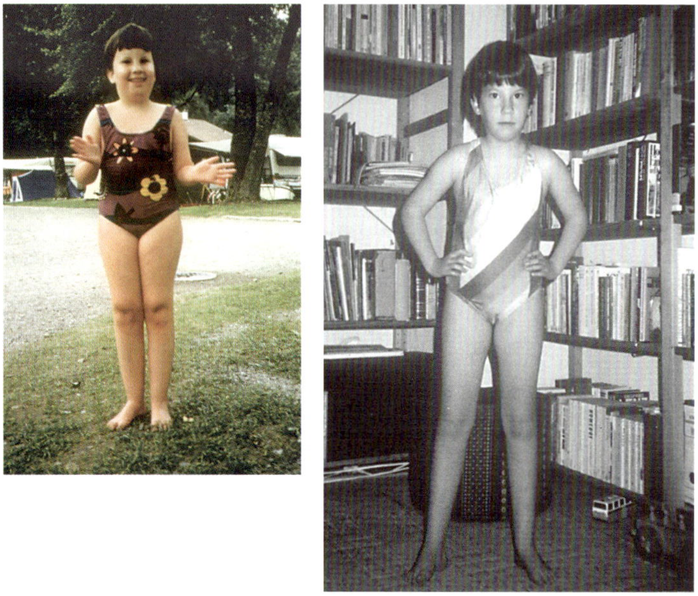

[Fig. 18 a/b] Un contrôle rigoureux de l'alimentation, associé à un traitement à l'hormone de croissance, a permis à cet enfant de perdre considérablement de poids en l'espace d'une année.

frant du PWS ne sont plus automatiquement catalogués comme tels à cause de leur surpoids, pour autant que l'absorption de calories soit contrôlée correctement. [fig. 18 a/b]

Toutefois, avant d'opter pour ce traitement, les parents devraient demander l'avis d'un spécialiste et prendre le temps de réfléchir avant de se décider. Un traitement à l'hormone de croissance exige de la persévérance: des injections quotidiennes sont nécessaires pendant de nombreuses années, ainsi qu'un contrôle médical tous les trois à six mois. Il peut en outre comporter des effets secondaires, comme un trouble de la régulation du taux de sucre dans le sang.

Même lorsque les enfants atteints du PWS sont traités à l'hormone de croissance, leur appétit demeure problématique et ils continuent à ressentir une faim insatiable. Leur masse grasse et leur poids ne diminuent que si leur absorption d'énergie n'augmente pas. Aussi durant leur traitement, ils ne peuvent éviter de prendre du poids que s'ils limitent leur absorption de calories à environ 75% de la quantité recommandée pour les enfants en bonne santé. Il faut donc continuer à constamment contrôler leur alimentation en cours de traitement.

Exercice physique

Probablement à cause de leur faiblesse musculaire, les enfants atteints du PWS présentent un retard du développement moteur, déjà à l'âge de la petite enfance. Afin de réduire ce retard, les parents et les physiothérapeutes peuvent faire certains exercices avec le bébé. En raison de leur hypotonie et de leur faible masse musculaire, les nourrissons ont déjà besoin d'une méthode de thérapie similaire à l'exercice physique que l'on peut faire dans un centre de fitness. Le but de la physiothérapie pour les bébés

Quels effets secondaires peuvent survenir et sont-ils fréquents?

- L'hormone de croissance neutralise en partie les effets de l'insuline. C'est pourquoi les enfants en fort surpoids peuvent présenter des troubles au niveau de leur métabolisme de sucre dans le sang. Si un enfant qui subit un traitement à l'hormone de croissance ne perd pas de poids ou que son poids continue à augmenter par rapport à sa taille, cela indique clairement qu'il mange trop. Cependant, une forte augmentation du tissu adipeux est la principale cause d'une perturbation du métabolisme de sucre dans le sang et parfois, le traitement doit être interrompu. Après l'arrêt du traitement, la situation par rapport à la masse corporelle de l'enfant redevient normale.
- Une croissance accélérée peut souvent aggraver une scoliose existante; toute déviation de la colonne vertébrale risque donc de s'accentuer. Toutefois, cela ne peut pas vraiment être considéré comme un effet secondaire mais plutôt comme une conséquence directe de la croissance, qu'elle soit naturelle ou stimulée par de l'hormone de croissance. Il faut donc que tous les enfants atteints du PWS fassent régulièrement contrôler leur colonne vertébrale.
- Une petite partie des enfants souffrant du PWS ont des problèmes respiratoires, qui peuvent éventuellement s'aggraver avec le traitement à l'hormone de croissance. C'est pourquoi nous estimons qu'avant d'entreprendre un tel traitement, il faudrait surveiller de près la respiration de l'enfant durant son sommeil à l'aide d'un enregistrement polysomnographique ou d'une méthode similaire. Lors d'irrégularités, notamment en cas d'apnée du sommeil, il faut être très prudent et les médecins traitants doivent réfléchir soigneusement à la façon de procéder. Dans ces circonstances, la taille des amygdales a souvent augmenté. Les enlever permet d'améliorer ou de normaliser la respiration de l'enfant et ainsi, de commencer un traitement à l'hormone de croissance.

atteints du PWS est d'augmenter leur masse musculaire. En tant qu'adultes, nous savons d'expérience que c'est un processus fatigant et difficile.

Les enfants souffrant du PWS sont en général trop calmes et sédentaires. Si leurs muscles sont sous-développés, c'est principalement parce qu'ils ne bougent pas suffisamment. C'est

«Jérémy a débuté son traitement à l'hormone de croissance à l'âge de sept ans et demi. Il avait commencé l'école quelques mois auparavant; sa maîtresse ne le connaissait pas encore très bien, mais elle aussi a remarqué la différence: il est à présent bien plus motivé; pendant les périodes de gymnastique, il ne se plaint pas tout de suite d'être fatigué et il fait preuve de plus de spontanéité. Nous avons appris rapidement à faire ses injections et, très vite, Jeremy a voulu les faire lui-même. Maintenant, il les fait tout seul, parfois dans l'espoir de devenir aussi grand que son papa.»

pourquoi il est important d'encourager les bébés à bouger et à faire plus d'exercice. Même si cela n'est pas toujours facile à faire, les parents devraient à plusieurs reprises placer leur enfant dans des positions qu'il risque de ne pas aimer et dans lesquelles il peut se sentir inconfortable et se mettre à lutter et à pleurer. Cependant, cet exercice permet d'augmenter son taux d'activité et est le meilleur entraînement musculaire. A notre avis, la méthode de physiothérapie Vojta convient particulièrement bien aux bébés atteints du PWS. Cette technique est une forme spéciale de physiothérapie qui consiste à placer les bébés dans diverses positions destinées à augmenter leur activité musculaire (www.vojta.com).

En général, les enfants plus âgés n'aiment pas non plus faire de l'exercice. Toutefois, la plupart des enfants souffrant du PWS ont de plutôt bonnes capacités motrices fines. Ils ont donc du plaisir à rester assis et à jouer, mais font moins les fous que les

«Monika a commencé la physiothérapie à l'âge de cinq mois parce qu'elle ne pouvait pas lever sa tête toute seule. Il a fallu travailler dur pour chaque étape. Elle a aussi fait de l'ergothérapie dans le cadre de son programme de soutien scolaire.»

autres enfants du même âge. Des jeux stimulants, ainsi que le soutien d'une physiothérapie destinée à entraîner leurs mouvements, peuvent favoriser leur envie de bouger. Le sens de l'équilibre de l'enfant a besoin d'être développé, tout comme ses muscles, ce qui peut se faire de façon ludique avec, par exemple, des patins à roulettes.

«Les deux premières années, nous amenions Jeremy quatre fois par semaine chez le physiothérapeute et il faisait bien sûr ses exercices encore plus souvent à la maison! Nous avons ensuite fait une année de pause après les innombrables visites à l'hôpital pédiatrique, aussi dans le but de voir, avec l'aide du pédiatre, comment Jeremy se développerait par lui-même. Puis, nous avons recommencé la physiothérapie une fois par semaine en combinaison avec une séance hebdomadaire d'ergothérapie, afin de stimuler ses capacités motrices fines.»

Dans le développement des capacités motrices, comme pour toutes les thérapies, il est important, et très difficile, de trouver le juste milieu. En effet, le but est de stimuler l'enfant et non de mettre la barre trop haut et de trop lui en demander. Il est parfois délicat pour les parents de décider la quantité d'exercice physique qu'ils peuvent et devraient exiger de leur enfant, de sorte que, en plus d'améliorer ses capacités, il ait encore le temps d'être un enfant tout simplement. [fig. 19]

De nombreux parents dont les enfants ont été traités à l'hormone de croissance ont remarqué que le traitement a eu une influence positive sur l'envie de bouger de leur enfant. Cependant, même avec ce traitement, les enfants atteints du PWS bougent considérablement moins que ceux en bonne santé. Lors d'un projet de recherche entrepris par l'institut zurichois «Croissance Puberté Adolescence», l'activité physique spontanée des enfants souffrant du PWS suivant un traitement à l'hormone de croissance a été mesurée à l'aide de podomètres. Les podomètres convertissent les impulsions de mouvements en distances et indiquent les résultats en kilomètres. Des enfants atteints du PWS et des enfants en bonne santé jouant le rôle d'un groupe de contrôle ont porté un podomètre pendant trois jours consécutifs. Nous avons remarqué que ceux souffrant du PWS n'avaient parcouru que 11 kilomètres pendant ces trois jours, alors que ceux en bonne santé en avaient parcouru 26. Malgré leur traitement à l'hormone de croissance, les enfants ayant le PWS démontrent définitivement une aversion pour l'activité physique. Cette dite hypoactivité est toute aussi significative que la sensation permanente de faim.

L'étape suivante de l'étude avait pour but de voir si les muscles des enfants atteints du PWS pouvaient être entraînés de la même façon que ceux des enfants en bonne santé. Pour ce faire, nous avons conçu un exercice destiné à renforcer les muscles des mollets, à faire durant 3 à 4 minutes par jour pendant trois mois. Grâce à cet exercice, la masse musculaire des mollets des enfants souffrant du PWS a considérablement augmenté et atteint le niveau maximal après environ 50 jours en moyenne d'entraînement. Cet exercice a eu des résultats similaires chez les enfants en bonne santé. Il serait par conséquent possible d'accroître la masse musculaire des patients atteints du PWS à la même vitesse que celle des personnes en bonne santé. Nous pouvons donc conclure que la masse musculaire réduite des enfants avec le PWS est une conséquence directe de leur manque d'activité physique.

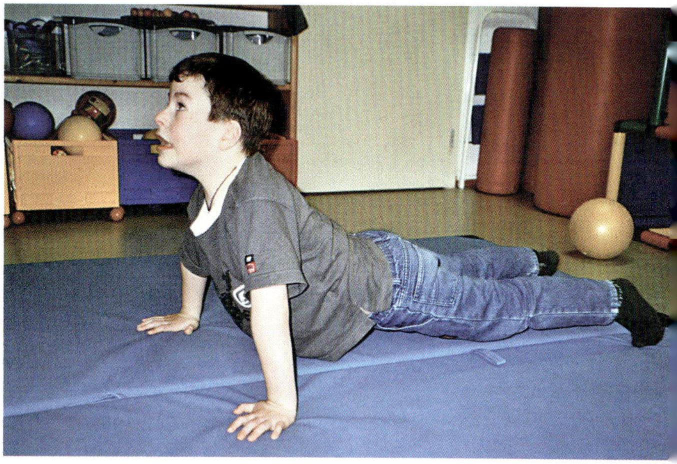

[Fig. 19] Un enfant de six ans atteint du PWS lors de ses exercices de physiothérapie.

Il était également très réjouissant de découvrir que, à la fin du programme d'entraînement, les enfants ayant le PWS exerçaient aussi spontanément plus d'activités physiques. Leur distance quotidienne de marche a passé de 45 à 70% de celle du groupe de contrôle. Cela signifie qu'il est possible d'améliorer les habitudes comportementales des enfants souffrant du PWS, qui ont tendance à jouer assis, à l'aide d'un simple programme d'exercices de trois minutes par jour.

Les chercheurs ont également mesuré les capacités physiques des enfants au début, à la fin et trois mois après ce programme d'entraînement. Il en est ressorti que, pour les deux groupes, c'est-à-dire les enfants atteints du PWS et les enfants en bonne santé, le programme avait considérablement amélioré leurs capacités physiques. Quelques enfants atteints du PWS avaient même presque triplé leurs niveaux de performance alors que les enfants en bonne santé avaient au moins doublé les leurs à la fin du programme. Par la suite, les capacités physiques des deux groupes ont baissé mais sont restées plus élevées qu'avant, ce qui indique que ces exercices peuvent avoir un effet à long terme.

Nous avons alors pu montrer qu'un court programme d'exercices, effectué régulièrement pendant environ 3 minutes par jour, suffisait à améliorer considérablement la masse musculaire locale et le niveau d'activité physique spontanée. [fig. 20]

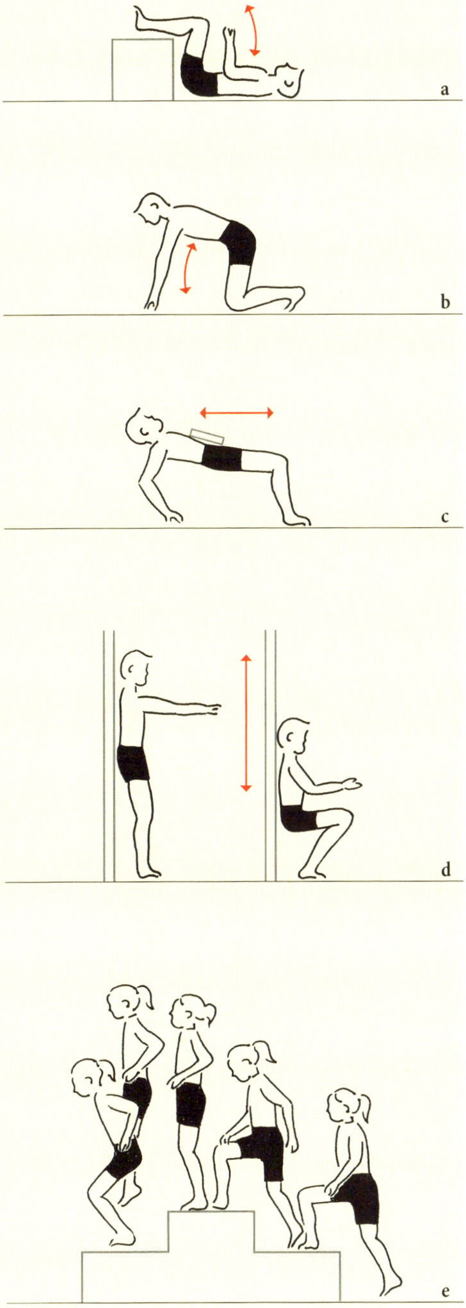

a b c d e

[Fig. 20] Programme d'entraînement physique pour les enfants atteints du PWS (5 à 10 minutes, si possible chaque jour):

a) Exercice du «couteau de poche» (abdominaux): allongé(e) sur le dos, les jambes à angle droit par rapport au corps, les mollets appuyés sur une chaise. Soulever le haut du corps jusqu'à former une cloche.

b) Pompes à genoux (muscles de la poitrine et des bras): à quatre pattes, baisser le haut du corps jusqu'à toucher le sol avec le bout du nez.

c) Le quatre pattes à l'envers (muscles des bras et du fessier): à quatre pattes, ventre en haut et dos vers le bas, marcher en avant et en arrière à travers la pièce. Le mieux serait de poser un coussin sur le ventre et d'éviter de le faire tomber.

d) La position du skieur (muscles des cuisses): s'appuyer debout contre un mur, baisser lentement le haut du corps, de manière à être en position assise, avec le dos toujours contre le mur. Maintenir cette position le plus longtemps possible.

e) La montée d'escaliers (muscles des jambes): monter deux marches à la fois et les redescendre une à une en sautant et en amortissant le poids du corps au contact du sol.

Il est essentiel que les parents et les personnes s'occupant d'enfants atteints du PWS aient conscience de l'importance de l'activité physique. Chaque patient souffrant du PWS a besoin d'un programme d'exercices personnalisé, adapté à son âge, à ses intérêts et à ses capacités, qu'il pourra mettre en pratique pendant 3 à 4 minutes par jour. Cette nouvelle façon de traiter le PWS joue également un rôle capital dans le cadre de la thérapie, en plus du contrôle de l'alimentation et du traitement à l'hormone de croissance.

Traitement aux hormones sexuelles

Contrôlée par l'hypothalamus, la glande pituitaire sécrète deux hormones qui régulent à leur tour les glandes sexuelles – les testicules chez les garçons et les ovaires chez les filles. Chez les garçons en bonne santé, les testicules sont déjà actifs avant la naissance et produisent des hormones qui ont, entre autres, le rôle de faire descendre les testicules de l'abdomen dans le scrotum. Plus tard, à l'instigation de la glande pituitaire, les hormones sexuelles produites dans les testicules et les ovaires déclenchent le développement pubertaire, en général vers l'âge de 11 ans chez les filles et de 13 ans chez les garçons. Après la puberté, l'hormone sécrétée dans les testicules (la testostérone) est responsable du désir sexuel et de la virilité chez les hommes. Les hormones produites dans les ovaires (l'œstrogène et la progestérone) jouent à peu près le même rôle tout en régulant également le cycle menstruel.

Dans leur première description du PWS, Prader, Willi et Labhart avaient déjà remarqué que, dans une certaine mesure, les testicules et les ovaires des enfants qu'ils avaient examinés n'étaient probablement pas régulés correctement. Chez les garçons, ce phénomène est évident dès la naissance: leurs testicules ne sont pas descendus de l'abdomen dans le scrotum durant la grossesse et leur pénis est petit. Le retard dans le développement pubertaire deviendra plus tard un autre symptôme du syndrome. Chez les filles, cette dysfonction se remarque aux petites lèvres de la vulve, dont la taille est inférieure à la moyenne; parfois, les filles atteintes du PWS ne connaissent aucun développement pubertaire et beaucoup d'entre elles n'auront jamais de menstruation.

On ignore encore si et à quel moment les testicules qui ne sont pas descendus sont endommagés. Néanmoins, les pédiatres endocrinologues estiment que ceux-ci devraient être déplacés dans le scrotum avant que l'enfant n'atteigne son deuxième anniversaire afin de les protéger de tout dommage, même si cette opération peut également être subie plus tard. Si un garçon atteint du PWS commence un traitement à la testostérone après le début de sa puberté, il se peut que, suite à l'augmentation du

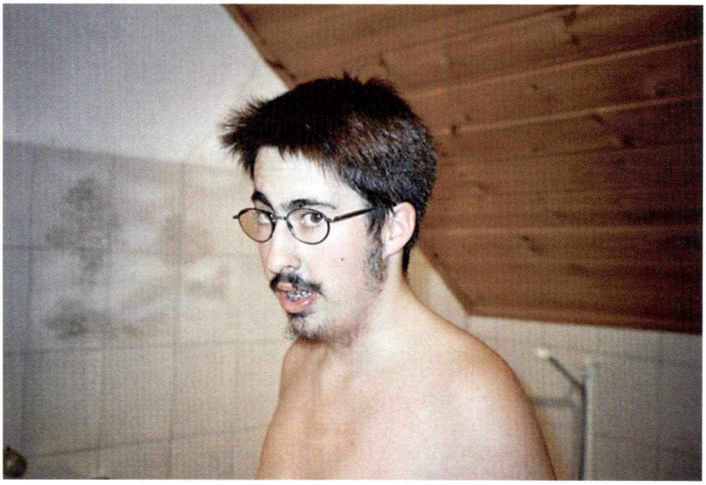

[Fig. 21] Un adolescent souffrant du PWS, traité à l'hormone de croissance et aux hormones sexuelles. En plus d'augmenter la masse musculaire, les hormones sexuelles mâles provoquent la mue de la voix et la poussée de la barbe, tout en modifiant les traits du visage, qui prend des caractéristiques plus masculines.

niveau hormonal, les testicules descendent d'eux-mêmes dans le scrotum. C'est pourquoi la décision de procéder à une chirurgie d'abaissement testiculaire lorsque l'enfant est en bas âge n'est dans certains cas souvent pas facile à prendre.

Le fait de remplacer les hormones sexuelles manquantes est aujourd'hui encore une question controversée. Les opinions des experts à ce sujet divergent. Cependant, il ne fait aucun doute que même les enfants handicapés ont le droit d'avoir un développement pubertaire normal, car c'est également un processus social important. Avoir un cycle menstruel régulier peut par exemple aider les jeunes femmes à se sentir comme des femmes adultes normales. Il en va de même pour les jeunes hommes; en effet, avoir une voix grave, des traits masculins, de la barbe et des poils sur le corps peut aider à rehausser son estime de soi. [fig. 21]

Le développement pubertaire des patients atteints du PWS, plus particulièrement des garçons, peut avoir comme effet secondaire une détérioration de la sensibilité psychologique et des accès de colère et d'entêtement plus fréquents. Il est par conséquent recommandé de consulter son médecin afin de voir dans les détails si et quand un traitement hormonal substitutif peut être commencé. Il est important de garder en tête que, en cas de problèmes majeurs, un tel traitement peut être interrompu à tout moment.

Le traitement aux hormones sexuelles n'est pas prescrit de la même façon aux filles qu'aux garçons. Les filles reçoivent une pilule contenant des hormones féminines, comme la pilule contraceptive, mais sans l'effet contraceptif. Chez les garçons, cette méthode n'est pas possible, car sous forme de pilule, les hormones sexuelles mâles seraient digérées par l'estomac avant de faire effet. C'est pourquoi ces hormones sont souvent administrées par une injection toutes les quatre semaines, dont le dosage est préparé par le médecin, selon l'âge du patient et son stade de développement.

Aide au développement

Plus les éventuels problèmes de développement sont repérés rapidement, plus l'enfant a de chances d'optimiser son potentiel grâce à des mesures de soutien et de correction. Il est donc important d'être attentif le plus tôt possible afin de déceler rapidement une anomalie chez les enfants atteints du PWS. Les parents

«Stéphane a développé son propre langage et, pendant longtemps, même ses proches avaient de la peine à le comprendre. Depuis qu'il a cinq ans, il est suivi par un logopédiste et un physiothérapeute. Quand il avait quatre ans, il participait une fois par semaine à un groupe de jeu et maintenant qu'il a cinq ans, il fréquente un jardin d'enfants spécialisé. Il est prévu qu'il aille ensuite dans une école spécialisée où il continuera de recevoir un soutien particulier.»

peuvent par exemple faire contrôler plus souvent leur enfant par le pédiatre. Des examens cliniques, des tests, mais surtout l'observation des parents peuvent permettre de repérer d'éventuelles déficiences et de recourir rapidement à des traitements si nécessaire.

Le développement de l'intelligence et des capacités d'apprentissage varie d'un enfant souffrant du PWS à un autre; les facultés d'apprentissage ne sont en général que modérément affectées. Les parents peuvent, même rapidement après la naissance de leur enfant, encourager son développement en le stimulant avec de la musique, des mobiles au-dessus de son berceau, des jeux, ou en lui parlant. Cet aspect est très important car, comme nous l'avons vu, les bébés atteints du PWS sont calmes, pleurent moins et sont moins attentifs à leur environnement que ceux en bonne santé; ils ont donc davantage besoin d'être stimulés. A cet âge, il s'agit surtout de recourir à la stimulation précoce et à la physiothérapie.

Par la suite, ce sont les problèmes liés au développement de la parole qui passent au premier plan. Jusqu'à un tiers des enfants souffrant du PWS a beaucoup de peine à apprendre à parler, c'est pourquoi des séances régulières de logopédie sont très utiles. Certains pays tentent d'adopter une stratégie différente: les enfants atteints du PWS apprennent le langage des signes en même temps qu'ils apprennent à parler avec l'aide de logopédistes. Ce double apprentissage leur permet d'exprimer plus rapidement et de manière précise une partie de leurs désirs et de leurs pensées.

Les enfants souffrant du PWS sont souvent sélectivement doués, c'est-à-dire qu'ils ont des forces et des faiblesses selon les domaines d'apprentissage. En général, ils comprennent mieux le langage qu'ils ne le parlent. Il est donc important de reconnaître les déficiences et les facultés de chaque enfant, afin de le soutenir dans les domaines qui posent problème et de le féliciter pour ceux où il peut briller. L'aide d'un spécialiste peut s'avérer nécessaire. Il est conseillé de demander à son médecin traitant de faire tester l'intelligence de l'enfant dans des centres spécialisés.

Il est essentiel que les forces et faiblesses de l'enfant soient identifiées avant qu'il ne commence l'école car, selon le type d'éducation choisie, il sera stimulé de façon adéquate ou, au contraire, il se sentira surmené. De nombreux enfants atteints du PWS se sentent davantage à l'aise dans de plus petites classes, plus adaptées à leur vitesse d'apprentissage individuelle. Toutefois, il n'existe aucune règle d'or et c'est aux parents de décider, avec l'aide des puériculteurs, des maîtres d'école, des spécialistes pédagogiques, des médecins, des psychologues et d'autres spécialistes, ce qui est le mieux pour l'enfant.

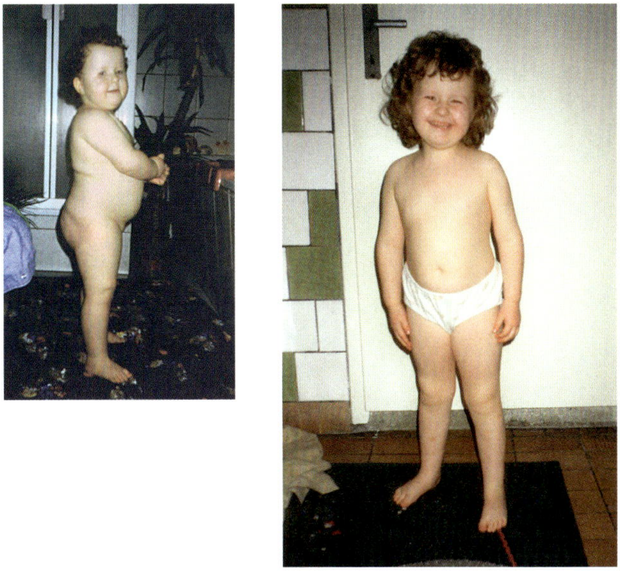

[Fig. 22 a/b] Perte de poids due exclusivement à une surveillance stricte de l'alimentation. Une consultation par téléphone d'une demi-heure avec le médecin et deux ans de contrôle de l'alimentation font la différence entre ces deux photos.

Soutien psychologique

Limiter l'ingestion de calories et augmenter la consommation d'énergie sont les principaux objectifs du traitement des enfants atteints du PWS. Dans la plupart des cas, ce sont les parents qui en sont responsables. Ils doivent contrôler le désir de manger de l'enfant 24 heures par jour et le motiver à exécuter un programme d'exercices physiques clairement défini – et tout cela avec un enfant souvent difficile présentant des problèmes de comportement. [fig. 22 a/b]

«Nous devions choisir entre une classe normale, une classe de soutien spécialisée ou une classe spécialisée C, une petite classe pour les enfants présentant des troubles de la parole et des sens. Après avoir longuement réfléchi, nous avons opté pour la classe C. Jusqu'à présent, en tant que parents, nous sommes satisfaits de ce choix, Monika aussi. Sa branche préférée est la lecture, mais elle aime aussi l'écriture et les mathématiques. Elle participe aux cours de gymnastique, mais avec retenue. Elle a d'ailleurs trouvé des astuces pour y échapper: elle aime par exemple jouer le rôle de l'arbitre lors des jeux.»

Vivre avec un enfant souffrant du PWS est souvent très dur, les parents doivent se montrer forts et parfois sacrifier leurs propres ambitions et priorités. Nous avons par exemple remarqué qu'une mère ayant un enfant atteint du PWS a moins de chance de travailler qu'une mère ayant des enfants en bonne santé. En interrogeant de plus près des mères d'enfants présentant un PWS, nous avons constaté qu'elles seraient incapables d'avoir un travail parce que leur enfant leur demande toute leur énergie. Pourtant les ressources de ces parents ne sont pas infinies; ils se sentent souvent épuisés, exténués, comme s'ils étaient au bout de leurs forces et de leur patience. Comment gérer encore une fois cette nouvelle situation? Que faire lorsque son fils réclame de la nourriture presque toutes les minutes, qu'il a un accès de colère ou qu'il refuse d'aller à l'école? Chers parents, rappelez-vous que vous n'êtes pas seuls. Il y a de nombreux conseillers professionnels, psychologues et psychiatres qui peuvent vous venir en aide et même vous montrer comment vous sortir de situations qui vous semblent insurmontables. Il est aussi souvent important d'apprendre à mieux répartir ses forces et ses ressources et à ne pas avoir honte de recourir au soutien d'un professionnel.

Comme les enfants et les adultes souffrant du PWS ont davantage tendance à avoir des problèmes psychologiques que les autres, l'administration de différents psychotropes, y compris des tranquillisants, a été testée. Par exemple, le tranquillisant vendu aux Etats-Unis sous le nom de Prozac a été évoqué dans le cadre du traitement contre le PWS; il semblerait que cette sorte de «médicament du bien-être» ait eu des résultats incroyables. Pourtant, une étude scientifique critique a montré que le Prozac n'est ni plus ni moins efficace que d'autres tranquillisants similaires. Aucun psychotrope n'est en fait particulièrement adapté au PWS. Si le recours à de tels médicaments s'avère nécessaire, le psychiatre traitant prescrira le même médicament qu'à un autre patient ne souffrant pas du PWS, mais présentant les mêmes symptômes psychiatriques. Il est toutefois important de se rappeler que les patients ayant le PWS réagissent souvent plus fortement à de tels médicaments. C'est pourquoi il faut choisir des dosages très faibles.

Il n'existe donc aucun médicament miracle capable de résoudre tous les problèmes psychologiques des personnes atteintes du PWS. De même, il n'existe pas non plus de coupe-faim magique dans le domaine des anorexigènes. La situation est donc la même pour les personnes souffrant du PWS que pour les autres: chaque cas doit être évalué individuellement lors d'une consultation avec le médecin traitant et tout traitement à l'aide de médicaments doit être envisagé avec prudence.

Education

Nous avons étudié les méthodes éducatives de familles comptant un enfant atteint du PWS et les avons comparées à celles de familles dont les enfants sont en bonne santé. Nous avons remarqué que les parents d'enfants souffrant du PWS sont bien plus consistants dans la façon dont ils élèvent leurs enfants que les autres et pas seulement en ce qui concerne la nourriture. Ils punissent également moins leurs enfants que les autres.

L'étude a en outre révélé, dans des termes simplifiés, qu'il existait une relation directe entre les méthodes éducatives des parents et le poids des enfants atteints du PWS. Une éducation constante permet de maintenir plus facilement leur poids à un niveau raisonnable. Dans les autres familles, une telle corrélation n'existait pas, puisque les enfants en bonne santé n'ont pas besoin d'avoir un contrôle externe pour équilibrer leur niveau d'énergie. Il existe naturellement de grandes différences si l'on compare les cas individuellement. Néanmoins, on peut affirmer que, de manière générale, les méthodes éducatives utilisées par les parents d'enfants souffrant du PWS jouent un rôle capital. Pour ce qui est de la régulation de l'énergie, l'impossible est souvent demandé aux parents. C'est pourquoi ils ne devraient pas avoir peur de demander un soutien psychologique auprès d'un conseiller pédagogique.

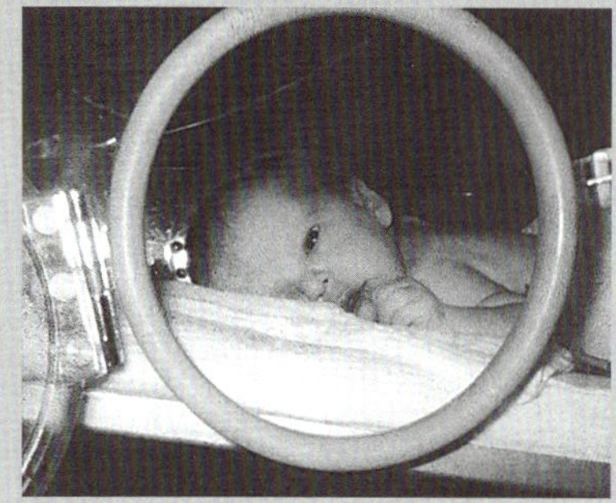
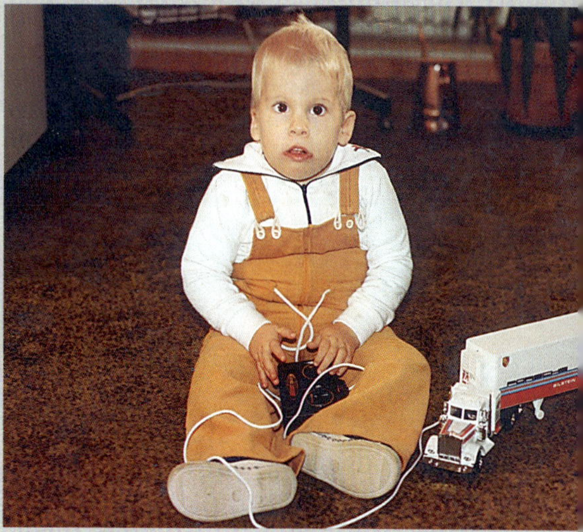
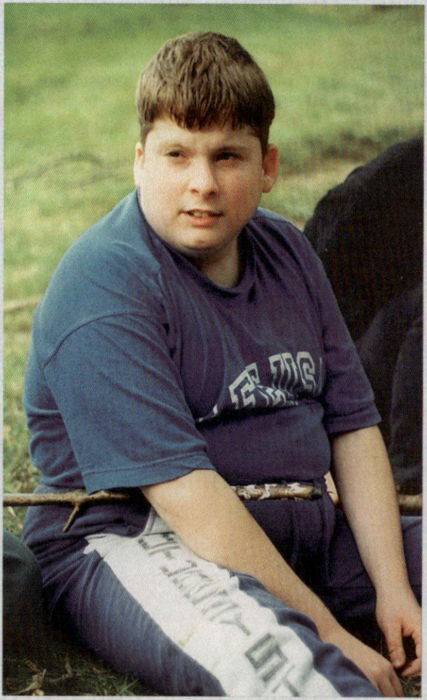
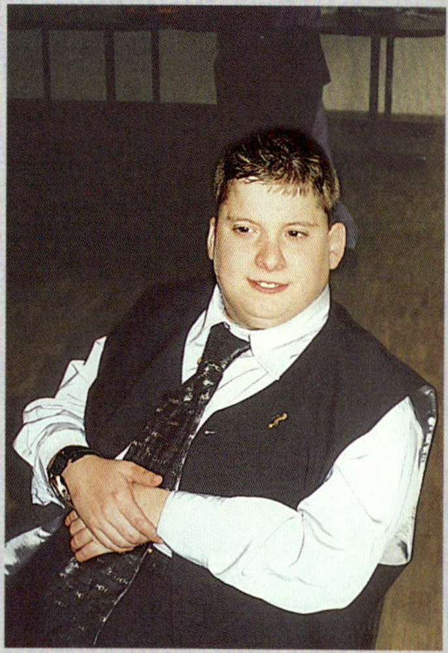

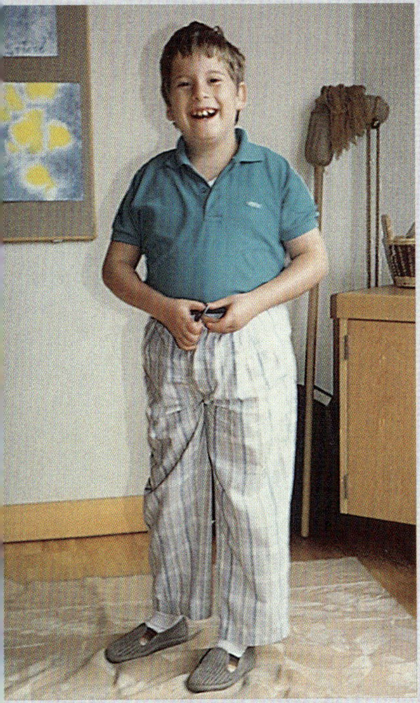

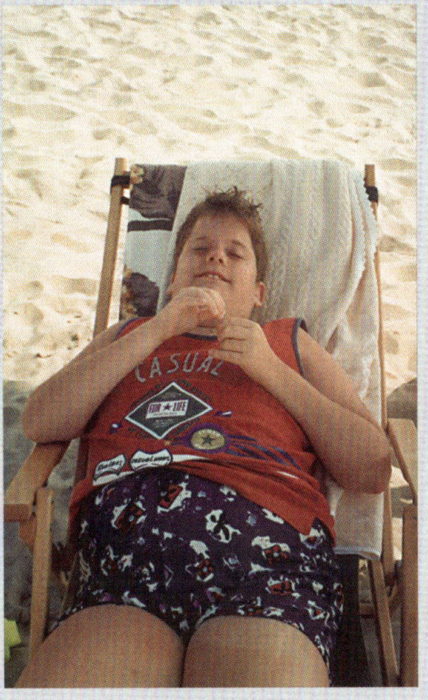

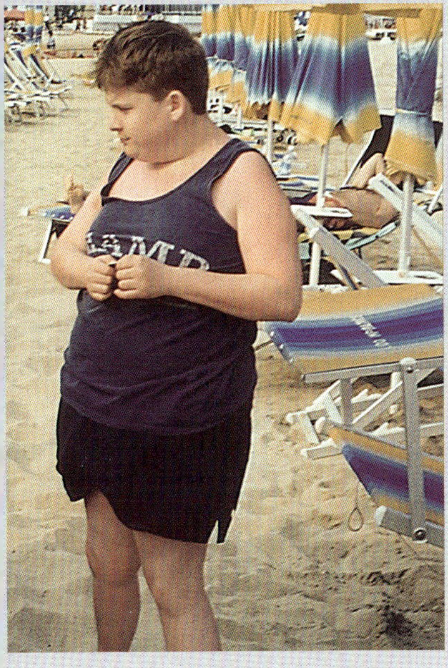

Piero

Piero présente tous les symptômes d'un enfant atteint du PWS n'ayant pas reçu des soins complets et n'ayant pas suivi un traitement à l'hormone de croissance: recours à la sonde gastrique, prise de poids précoce et comportement entraînant une accumulation des réserves d'énergie. Ces photos montrent que les enfants atteints du syndrome mangent non seulement trop mais évitent de bouger autant que possible. La plupart du temps, ils sont assis ou couchés.

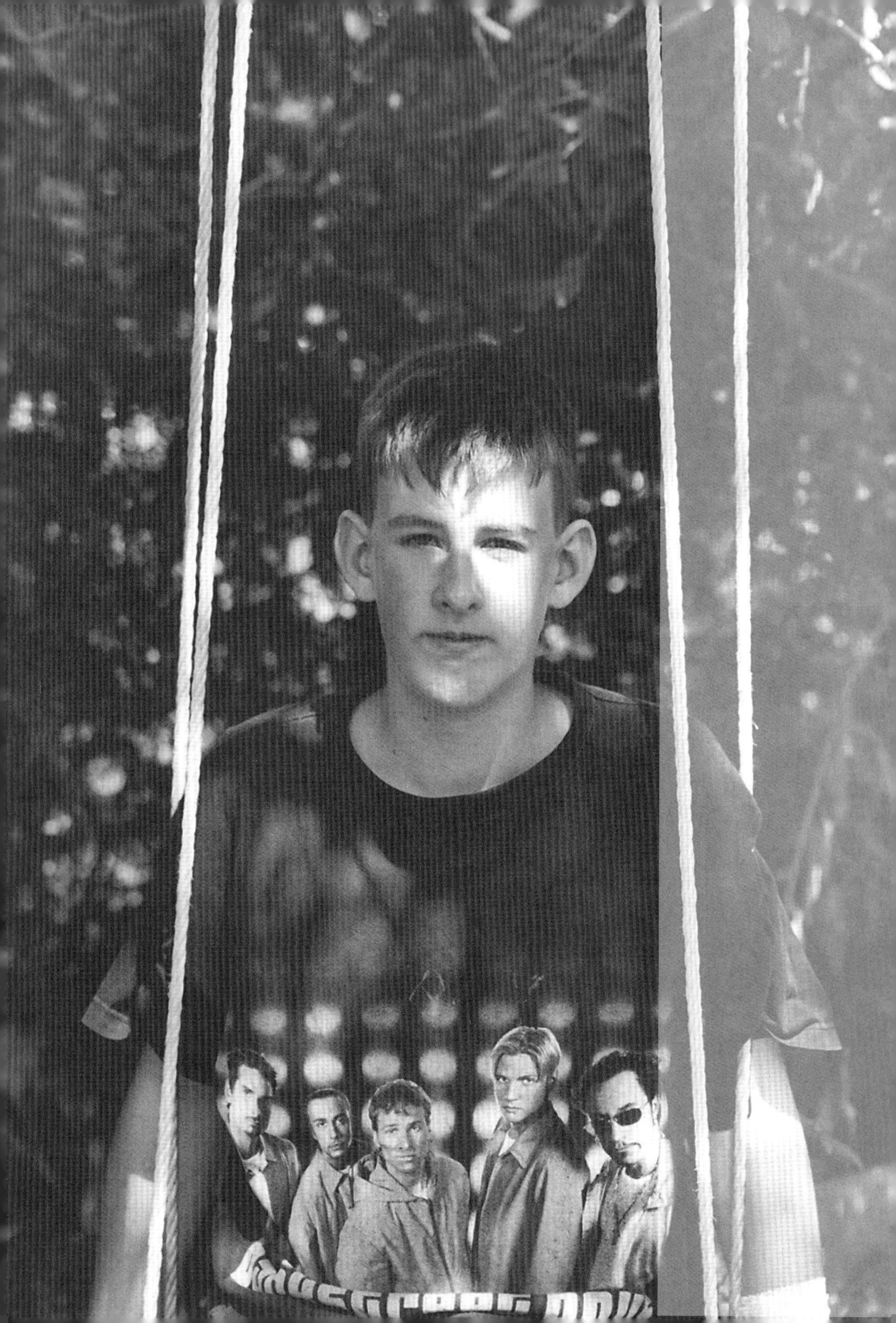

Conclusions

«Je crois que le plus important est d'accepter son enfant tel qu'il est. Un enfant souffrant du PWS est et restera un enfant handicapé. Cependant, plus les parents sont calmes avec leur enfant, moins les problèmes ‹typiques› du PWS apparaîtront. Il n'y a rien de pire que des parents négligents ou inconséquents. Il faut savoir stimuler son enfant mais pas trop lui en demander.»

Il y aurait encore bien sûr bon nombre d'autres choses à dire et à rapporter au sujet du PWS: des expériences ou des découvertes faites par les parents d'enfants atteints du syndrome, des stratégies pour gérer les relations avec les autorités des écoles, les caisses-maladie, les frères et sœurs, ainsi que les autres membres de la famille. Cette brochure n'est pas exhaustive et ne suffit pas pour répondre aux divers besoins de chacun par rapport au PWS: les voisins, les connaissances, les membres de la famille, les maîtres d'école et les thérapeutes ont tous des questions différentes; les parents ont besoin d'être conseillés, surtout lors de situations difficiles, comme le diagnostic du syndrome. Enfin, les patients eux-mêmes ont des besoins très concrets.

Etant donné que cette brochure devait avant tout servir de guide d'informations aux personnes ne connaissant pas ou peu le PWS, la plupart des parents auront probablement l'impression, justifiée d'ailleurs, qu'elle ne répond pas à leurs besoins spécifiques. C'est pourquoi, voilà pour conclure le conseil qu'une mère d'enfant atteint du PWS donne à tous les parents se trouvant dans la même situation:

«Adressez-vous au groupe d'entraide, entrez en contact avec d'autres parents. Ensemble, nous sommes plus forts et pouvons accomplir davantage. Personnellement, cela m'a beaucoup apporté et m'a notamment permis:

- d'accepter l'idée d'avoir un enfant handicapé,
- de trouver du réconfort à chaque fois qu'une situation semblait à nouveau sans issue,
- de trouver les bons traitements et thérapeutes pour mon enfant,
- de trouver de l'aide pour gérer les problèmes administratifs,
- de m'impliquer pour faire connaître le PWS et attirer l'attention des médecins, des thérapeutes et des spécialistes sur ce syndrome,
- de trouver des interlocuteurs qui vivent la même chose que nous avec leur enfant. Enfin, les enfants ont du plaisir à faire des choses en groupe.» [fig. 23]

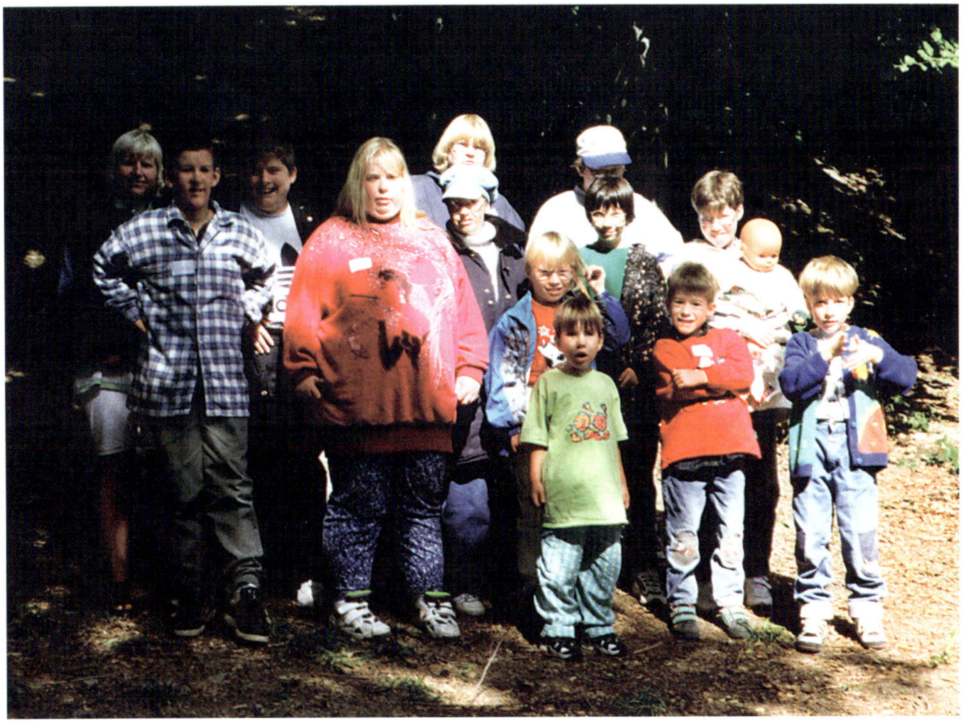

[Fig. 23] Deux «générations» d'enfants atteints du PWS, avec et sans un traitement conséquent.

Adresses et sites Internet des associations de parents nationales et internationales

Suisse
Association Prader-Willi Suisse
Andreas Bächli (Président)
Im Vogelsang 1
CH–9477 Trübbach
E-mail: mail@prader-willi.ch
www.prader-willi.ch

Autriche
Österreichische Gesellschaft Prader-Willi Syndrom Selbsthilfegruppe von Betroffenen für Betroffene
Dr. phil. Verena Wanker-Gutmann
Schloss Frohnburg, Hellbrunner Allee 53
AT–5020 Salzburg
E-mail: frohnburg@salzburg.co.at
www.prader-willi-syndrom.at

Allemagne
Prader Willi Syndrom Vereinigung Deutschland e.V.
Thomas Groß (PDG)
Söllockweg 66
DE–45357 Essen
E-mail: ThomasGross@prader-willi.de
www.prader-willi.de

France
Association Prader-Willi France
Christel Nourissier (Secrétaire Générale)
2, rue Montfleury
FR–78000 Versailles
E-mail: pwf.nourissier@wanadoo.fr
http://perso.wanadoo.fr/pwillifr

Italie
Federazione delle Associazioni Italiane per l'aiuto ai soggetti con sindrome Prader-Willi
Maria Antonietta Ricci (Présidente)
Via Manzoni 29/b
IT–10040 Druento
E-mail: apwto@tin.it
www.dedalus.it/prader-willi

Grande-Bretagne
Prader-Willi Syndrome Association (UK)
125a London Road
Derby DE1 2QQ
Angleterre
E-mail: Website@pwsa-uk.demon.co.uk
www.pwsa-uk.demon.co.uk/index.htm

USA
Prader-Willi Syndrome Association (USA)
Janalee Heinemann (directeur exécutif)
5700 Midnight Pass Road, Suite 6
Sarasota, FL 34242
E-mail: execdir@pwsausa.org
www.pwsausa.org

Association Prader-Willi Internationale
Pam Eisen (Présidente)
E-mail: pam@ipwso.org
www.ipwso.org

Pour de plus amples informations: www.pezz.ch